慢性疼痛の治療：
治療者向けガイド
―認知行動療法によるアプローチ―

著
ジョン・D・オーティス
監訳
伊豫雅臣　清水栄司

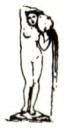

星 和 書 店

Seiwa Shoten Publishers

2-5 Kamitakaido 1-Chome
Suginamiku Tokyo 168-0074, Japan

Managing Chronic Pain
A Cognitive-Behavioral Therapy Approach
Therapist Guide

by
John D. Otis

Translated from English
by
Masaomi Iyo, M.D., Ph.D.
Eiji Shimizu, M.D., Ph.D.

English edition © 2007 by Oxford University Press, Inc.
Originally published in English. This translation is published
by arrangement with Oxford University Press.
Japanese edition © 2011 by Seiwa Shoten Publishers, Tokyo

目　次

第 1 章　治療導入に向けた治療者のための情報 …………………… 1
第 2 章　疼痛の評価 ……………………………………………………15
第 3 章　セッション 1：慢性疼痛についての教育 ……………………25
第 4 章　セッション 2：痛みの理論と腹式呼吸 ………………………35
第 5 章　セッション 3：漸進的筋弛緩法と視覚イメージ法 …47
第 6 章　セッション 4：自動思考と疼痛 ………………………59
第 7 章　セッション 5：認知の再構成 ………………………71
第 8 章　セッション 6：ストレスマネージメント ……………………79
第 9 章　セッション 7：時間に基づいたペース配分 ……………87
第 10 章　セッション 8：楽しい活動の予定を立てる ……………95
第 11 章　セッション 9：怒りの管理 …………………………101
第 12 章　セクション 10：睡眠健康法………………………………111
第 13 章　セッション 11：再発予防と再燃への備え……………117
付　　録　疼痛面接 ……………………………………………125

文　献　　131
監訳者あとがき　　134

第1章 治療導入に向けた治療者のための情報

このプログラムの背景と目的

このマニュアルは，慢性疼痛患者の治療に携わる精神療法家が使用できるように企画されたものです。認知行動療法的視点で書いてありますが，この方法は慢性疼痛患者と作業をしていくときに効果が高いことがわかっているものです。行動の活性化と疼痛に関連した否定的な思考を変えることに重点を置いています。このマニュアルはエビデンスに基づき，疼痛管理で最も良好な臨床効果を生み出してきたいくつかの見解を組み合わせたものです。ここで扱う技術には疼痛管理に特化したものではなく，他の症状を治療するときにもよく使われるものが含まれています。しかし，このマニュアルではこれらの技術（例えば，リラクゼーション・トレーニング，認知の再構成，ストレスマネージメントなど）を慢性疼痛患者に適切な形にしてあります。このテキスト全体を通して，疼痛患者にとって重要な，そして彼らが共鳴するような症例を挙げてあります。会話の例は治療者が患者に鍵となる情報を示す際に役立つようにしてあります。『治療者向けガイド』とそれに対応する『患者さん用ワークブック』は治療セッションを軸に構成されており，教育的な資料と宿題も示しています。

慢性疼痛に関する情報

　疼痛は一般的には一過性の体験ですが，ある人たちにとって疼痛は怪我の急性期にみられる一般的な反応よりも長く持続し，情緒的な苦痛を引き起こし，保健医療サービスの利用機会を増やすものとなります。疾患のバイオ・サイコ・ソーシャル・モデルからもわかるように，慢性疼痛を抱える人は痛みがあるために仕事や社会的活動，娯楽活動を行うことができなくなっているとしばしば報告されています。このように正の強化効果を有する活動に携わる能力がないため，孤立したり，否定的な気分（例えば，無価値感やうつ病）になったり，身体的な状態が悪化したりしますが，これらはすべて疼痛体験の要因となります。時間が経過すると，これらの否定的な認知と行動様式は非常に変化しづらいものになります。

　疼痛は不快な感覚であり，実際の組織の損傷または潜在的な組織の損傷と関連した，またはそのような損傷によって特徴づけられる情緒的な体験として現在は定義されています（IASP, 1994）。疼痛体験は疼痛の持続時間に関連させて分類されることがあります。軽度のやけどや切創，骨折に関係する疼痛などは短時間のものであり，このようなある時間内で治るような疼痛は「急性疼痛」とされます。一方で，数か月，数年というように長期間持続する疼痛や，疾患の進行に伴う疼痛，または長期間改善しない身体的障害に関連する疼痛は「慢性疼痛」とされます（Classification of Chronic Pain, 1994）。

　痛みはプライマリーケアの現場においてよく聞かれる最も一般的な訴えの1つであり（Gureje, Von Korff, Simon, & Gater, 1998; Otis, Reid, & Kerns, 2005），保健医療費に大きく関係するものです。実際，米国国立保健研究所では慢性疼痛を，米国において最も医療費のかかる問題であり，1億人近くの人に影響を及ぼしているものとしています（Byrne & Hochwarter, 2006）。疾患管理予防センターの報告によれば，成人4人に

1人が過去1か月の間に1日以上続く痛みを経験したと答え，そして成人10人に1人が1年以上持続する痛みを報告していました（CDC, 2006）。すべての受診者の20％以上，すべての薬剤売り上げの10％が痛みと関係しているとされています（Max, 2003）。就業という点でみると，慢性疼痛は長期の休職の大きな原因であるだけでなく，仕事中の生産性を低下させる主な要素でもあります。実際に反復動作を行う従業員のおよそ半数が仕事中に痛みを経験しており，重いものを持ち上げる仕事に従事している人ではさらに多くの人が痛みを経験しています（Byrne & Hochwarter, 2006）。疼痛による労働者の生産性の損失は年間790億ドルと推定されています。最近の研究では，1998年における腰痛だけに関係した保健医療総支出は907億ドルに達したと推定されています（Xuemei, Pietrobon, Sun, Liu, & Hey, 2004）。つまり，米国における慢性疼痛に対する直接および非直接的総費用は年間1500億から2600億ドルの間と推定されているのです（Byrne & Hochwarter, 2006）。この統計に基づいて第108回米国議会では正式に，2001年1月1日からの10年間を「疼痛管理と研究の10年」と宣言することになりました（CDC, 2006）。

疼痛のタイプ

疼痛は，侵害受容性疼痛と神経因性疼痛という2つのカテゴリーに大きく分けられます。

侵害受容性疼痛

侵害受容性疼痛には2つのタイプ，すなわち，体性痛と内臓痛があります。体性痛は皮膚（皮膚組織）のような体表面または筋肉（骨格筋組織）のようなより深い組織にある疼痛受容体の活性化によって引き起こされるものです。痛みが骨格筋組織で生じるときには深部体性痛と呼ばれます。深部体性痛は普通「鈍い痛み」とか「うずき」として記載され，局部的なものです。この痛みのタイプは「へとへとになるまでやりすぎる」人たち

や，身体活動や運動するときに筋肉を緊張させるような人たちが訴えることが多いものです。表面の体性痛は普通鋭く，燃えるような，またはチクチクするような性質です。表面の体性痛には，術後痛や，切創ややけどに関連した痛みが含まれます。「内臓」は体の空洞内にある内部領域を言いますが，内臓痛は胸部や腹部，骨盤内臓での浸潤や圧縮，伸展，伸張の結果，疼痛受容体が活性化されることによって生じるものです。内臓痛は限局されず，「圧迫されるような，強く絞られるような」ものと表現されます。内臓痛の例は癌や骨折，骨肉腫に関係した痛みです。

神経因性疼痛

神経因性疼痛は，痛みに関する情報を伝達する神経の損傷によって生じる神経学的疾患です。神経因性疼痛は体性痛や内臓痛とは異なった感覚と報告されており，「撃たれた」または「電気が走った」「突き刺された」「焼けた」というような言葉で表現されることが多いものです。脊柱から腕や手，または臀部や足に伝わる神経に沿って移動するように感じることもあります。神経因性疼痛では他の疼痛とは異なったタイプの薬物療法が行われています。例えば，オピエート（例えば，モルヒネ）や非ステロイド抗炎症薬（NSAIDs）は神経因性疼痛を治すには通常は効果がありません。神経損傷による痛みに対する薬物療法では，神経ブロック注射や，慢性疼痛に一般的に使用される様々な方法が用いられます。神経損傷による疼痛には，ファントムペイン（幻肢痛）や帯状疱疹後神経痛，その他の神経痛（例えば，糖尿病やアルコールに関連したもの）があります。侵害受容性疼痛とともに，神経因性疼痛の治療には認知行動療法（CBT）が効果的であることに留意しておくことが重要です。

慢性疼痛

疼痛は体のいろいろな部位で，それぞれ独自の広がり方や出現パターン，特徴を示しながら生じます。しかし，より一般的な疼痛があります。慢性

腰痛症が最も一般的な慢性疼痛であり，成人での年間有病率は15%から45%で，生涯有病率は少なくとも成人の70%とされています（Anderson, 1997）。背部痛は就業に影響する障害の最も一般的な原因であり，失業を引き起こす主要な寄与因子です。ほとんどの腰痛は背中の損傷や外傷に引き続いて生じますが，痛みは関節炎や椎間板疾患（突出やヘルニア，破裂），坐骨神経痛，骨粗鬆症，他の骨疾患などのような変質によっても生じることがあります。

　頭痛は疼痛のもう1つの大きなカテゴリーです。緊張性頭痛が最も一般的で，38%から78%の人が罹患しています（Rasmussen, Jensen, Schroll, & Olsen, 1991）。典型的な頭痛は前頭，首，肩に生じ，多くの人が頭の周りを固くバンドで締めつけられる感じであると言っています。緊張性頭痛に寄与すると思われる因子には，ストレスや食事を抜くことや運動不足が挙げられます。このようなことから，認知行動療法的なストレス管理トレーニングやリラクゼーションが治療に含まれることが多いのです。

　片頭痛は女性の18%，男性の6%が罹患していると報告されています（Lipon, Stewart, Diamond, Diamond, & Reed, 2001）。この疼痛では，閃光や盲斑点，手足のひりひりとした痛みなどの「前兆」と呼ばれる感覚が警戒信号として先行することや，それらを伴うことが多く，また，嘔気や嘔吐，光や音への過敏性などのような他の兆候や症状を伴うことも多くあります。目の奥に生じることもあり，激しい痛みにつながります。

　線維筋痛症候群（FMS）は，全身的な痛みと，「圧痛点（tender points）」と呼ばれる特定の身体部位での触診への過敏性という，一連の説明できない身体症状によって構成されています。さらに，FMSの患者は役割を遂行する機能の低下や，持続的な疲労と睡眠障害，こり，頭痛，過敏性腸症候群，うつ病，不安，認知障害，「線維の霧」と呼ばれることもある全身倦怠感という心理的な機能障害など，幅広い症状を訴えることが多いとされます(Baumstark & Buckelew, 1992)。FMSは成人に生じることが多く，治療を求める人たちの男女比は1対7です。FMSの原因はわかっていま

せんが，ウィルスや細菌感染，身体的あるいは心理的外傷，リウマチ関節炎やループス，甲状腺機能低下症の悪化などが引き金として発症前に先行することが多いと思われます。

この治療プログラムの進歩とエビデンス

　疼痛に対するCBTの主要な目標は，積極的な問題解決法を取り入れて，慢性疼痛の体験に関連した多くの難題に取り組んでいくことです。これらの難題に対する絶望的な考え方を，患者を励ましながら，個人の責任や自己コントロール，信頼という考え方に変えていくのです。患者は痛みのためというよりも，身体的に「障害」があるという考えに慣れてしまっているために，活動を全般的に止めてしまっているのだという解釈で認知行動療法は行われることを患者には伝えます。そのため，慢性疼痛に対するCBTには，彼らの考えに挑戦し，患者の生活に楽しい活動を安全に再導入する方法を教えることが含まれます。障害に関連した思考が何年にもわたっている場合には，このような作業は特に難しい課題となるでしょう。慢性疼痛のCBTにはいくつかの鍵となる構成要素があります。それは，認知の再構成（例えば，患者に「認知の誤り」への気づき方や，痛みに関連した非適応的な思考をより適応的で積極的な思考に変える方法を教えること）や，リラクゼーション・トレーニング（例えば，腹式呼吸や視覚イメージ法，漸進的筋弛緩法），時間に基づいた活動のペース配分法（例えば，過活動になることなく，より活動的になる方法を教えること），回避行動を減らして健康的でより活動的な生活の仕方を再導入するために段階的な宿題を出すことなどです。慢性疼痛を経験している人は活動性の低下や社会的な役割を果たす機能の低下を報告することが多いので，CBTでは運動に関する宿題や活動計画，段階的課題（例えば，設定した目標に向かって段階的に活動性を上げる）というような技術を使って，患者の活動性と生産的な機能の向上にも焦点を当てていきます。

実験からの支持

　認知行動療法的介入は様々な医療状況に関連した慢性疼痛を改善するのに有効であるということを実験結果が強く支持しています（Compas, Haaga, Keefe, Leitenberg, & Williams, 1998）。よく引用される疼痛治療のCBTに関する25の無作為化対照試験のメタアナリシスにおいて，MorleyとEccleston, Williams（1999）は，他の治療に比べてCBTでは疼痛体験や，認知的な対処と評価（前向きな対処の項目），疼痛の行動への影響の減弱，などの領域で有意に大きな変化があったことから，CBTは効果的であると結論づけています。TurnerとMancl, Aaron（2006）が行った最近のCBTの無作為化対照試験では，側頭顎関節痛への4セッションの認知行動療法的介入を終了した患者では，教育と注意制御カリキュラムを行った患者に比べて，疼痛と障害，顎機能不全，うつが有意に減少したことが示されています。さらに22の非癌性腰痛への心理的な治療についての無作為化対照試験のメタアナリシスでは，認知行動療法と自己制御治療が特に効果的であったとしています（Hoffman, Papas, Chatkoff, & Kerns, 2007）。最後に，児童思春期における疼痛への心理療法の効果を調べた研究はほとんどない一方で，18の無作為化対照試験のメタアナリシスによって，原理的にはリラクゼーションとCBTである心理療法が児童思春期における慢性頭痛の重症度と頻度を低下させるのに有効であったことが示されています（Eccleston, Morley, Williams, Yorke, & Mastroyannopoulou, 2002）。

リスク・ベネフィット

　このプログラムで考えられる利点としては，身体機能の改善や能力障害の減少，活動に関連した不安や気分の改善，疼痛の減少，家族や配偶者，重要な人たちとの関係の改善が挙げられます。慢性疼痛治療のための

CBTは，患者を身体的にもっと活動させようとすることが多く，これらのことと相互に大きく作用しあう治療です。結果として，筋肉の痛みの増強を経験する患者もいるかもしれません。加えて，患者は，役割を果たす機能が改善するので，長く固定していた家族内での役割に変化が生じることに気づくこともあるでしょう。例えば，患者のために誰かを行動させるというよりもむしろ，患者自身が行動したがるようになるというものです。

薬物療法の役割

このプログラムの目標は，患者に自分で慢性疼痛を管理するのに役立つ技術を教えることです。しかし，参加したいという患者に，このプログラムに参加するのだから疼痛治療薬の服用を止めるようにと言うべきではありません。多くの患者は当初，疼痛治療薬を定期的に服用しながらこのプログラムを始め，そしていったん新しい方法を身につけると，薬剤を中止することが可能となるか，薬剤がより効果的に作用していることに気づくようになります。つまり，患者が自分で疼痛をうまく取り扱う方法を身につけたとき，疼痛治療薬への依存を減らすことができる場合が多いのです。

もし患者がこのプログラムを始めて，自分の治療薬を変えようと決めたときには，変更が望ましいかどうかをまず主治医と話し合うようにと患者に言わなければなりません。

治療開始前に考えるべき問題

このプログラムの中で，治療者は，ここで取り上げる技術を実践して身につけるのに必要な時間を割き，努力することを患者に約束させることになります。臨床研究から，CBTは慢性疼痛患者が治療に専念することで効果が出るということがわかっています。しかし治療に専念しないとか，いろいろ考えてみて時間を費やすだけの価値があると確信できない患者で

は，治療計画に従っていこうとすることが少なく，最初の2，3セッションで治療から脱落することが多いと言われています。

患者を積極的に治療に参加させるには，この治療の理論を明快にそして患者が確信できるように説明することが必要です。治療者が疼痛治療に関係した鍵となる論文や本を読むこと，各セッションの前に治療用資料を見直すことに時間を割くことが重要です。読むことや，スーパーバイザーや仲間に質問することによって，疼痛治療技術に関する知識や，患者の質問に答える能力，患者に提供する特別な技術について，治療者は自信を持つことができるようになります。

また，患者のケアに携わる他の人たち（例えば，多職種で構成される疼痛治療チームのメンバーや，プライマリーケア医）を患者の治療の進展に遅れないようにさせることが重要です。そのためには，目標や目標遂行などの治療上の焦点について話し合ったことを記録する患者進捗ノートを定期的に続けたり，目標（例えば，患者が理学療法を受けているのであれば運動療法の遵守度や，治療薬の遵守度）を他の治療者と調整したり，疼痛チームのミーティングや直接または電子媒体で連絡を取ることによって，患者の進歩を話し合ったりします。また，患者にとって重要な人物や患者の配偶者に各セッションの残りの2，3分同席してもらうことも有益となることがあります。というのは，患者が取り上げている話題を知ったり，患者を支援したり，励ましたりすることができるからです。

この治療プログラムのアウトライン

この治療プログラムは11のセッションから成り，いずれも治療者が患者に慢性疼痛への新しい対処技術（例えば，リラクゼーション法，認知再構成法，活動ペース配分法）を教えるのに役立つようにできています。どの章の資料も60分コースの治療セッションで提供されるものです。どの章にもその章で扱う主要なトピックスのアウトライン，すなわち，患者に

伝えるべき教育的な情報やそれら技術の使い方に関する解説が記載されています。各セッションは宿題と次の1週間の目標を示して終了するようになっています。

治療目標の設定

治療者は，患者とともに次の3つのタイプの目標を設定します。

1. 全体的な治療目標：セッション1に，疼痛治療プログラムにおける全体的な目標が示されています。11の治療セッションを通して現実的で継続できて到達可能な目標を設定することが重要であり，達成するのに数か月や数年を要するような目標ではいけません。加えて，目標はあいまいなもの（例えば，よい人になろうとか，リラックスすることを学ぼうとか，疼痛を減らす，など）ではなくむしろ計量可能なものにすべきです（例えば，週に2マイル歩く，ジムに通う，など）。患者が目標を達成したので別の目標を設定したいと希望したり，もっと考えてみてやりたいことが変わったという理由で，治療途中で目標を変更しなければならないこともあります。
2. 週間行動目標：各セッションの終わりに向けて設定する小さな目標であり，これによって患者が全体的な治療目標の達成に向けて前進するのを支援します。例えば，全体的な治療目標が毎日ウォーキングマシンの上を30分歩くことであるとすれば，週間目標は週に4回ウォーキングマシンの上を10分歩くというようなことになるでしょう。全体的な治療目標に達するまで，週間行動目標の段階を少しずつ上げていきます。
3. 宿題の目標：各治療セッションの終了に向けて，そのセッションの資料に関連した，次の1週間の宿題を設定します。例えば，週に4回ウォーキングマシンの上を10分歩く，という週間行動目標に加

えて，毎日腹式呼吸を行うことや，3つの非適応的思考の認知再構成を行うことなどを目標とします。

宿題終了のモニタリング

各セッションの始めに，患者が前の週に設定した目標の達成度を評価する時間を設けます。宿題を見直した後に，治療者は患者と一緒に週間目標達成用紙（第4章の例と第3章の空欄原稿参照）を完成させます。患者はその用紙を埋めるとともに，0から10までの数字による評価尺度を使って，目標にどの程度達したかを評点します。この用紙を併せて使用することが，患者に宿題遂行の責任を持たせ，成功を認識させ，強化効果を与えるのに非常に効果的であることがわかっています。治療者は患者がこの成功を過小評価しないように留意しなければなりません。

このプログラムのグループ療法への適用

この治療プログラムは現在のところ個人を対象に作ってありますが，グループ用にも簡単に作り変えることができます。グループ療法を慢性疼痛の患者たちに行うことは可能であり，グループで治療を行うことにはいくつかの利点があります。まず，グループ療法では5人から10人の間であれば患者に同時に治療を提供することができるので，治療者にとって時間効率がよいはずです。2つ目として，グループ療法には，参加者が同じような疼痛の訴えを抱えている他のグループメンバーや，痛々しい医学的状態に取り組む中で同様のハードルを乗り越えて来なければならなかった他のグループメンバーから対処技術を学べるという利点があります。3つ目として，慢性疼痛に伴うことの多い苦悩や能力障害に向き合ってきたのは自分だけではないということがわかり，慢性疼痛患者にとって助けとなることが多いのです。さらに，グループで治療を行っていくことによって，慢性疼痛を有する参加者は他のグループメンバーから価値ある社会的な支

援を受けることができます。

　この治療プログラムをグループ用に変更するにはいくつかの方法があります。個人療法では最初のセッションで治療者がこの治療法の理論をはっきりと信頼できるものとして示すことが重要です。グループにおいてもそうしなければ，グループ出席者は著しく減ってしまうでしょう。それぞれのセッションの始めに，週間目標達成用紙を使ってグループの各メンバーの前の週の宿題を見直さなければなりません。目標を達成できたことや，達成が難しかったことを隠さずに話し合うのは，他のグループメンバーからの支援やコメントを引き出すための素晴らしい方法です。各セッションで検討される技術やプログラムで提供される資料をグループ用に変更する必要はありませんが，グループメンバーがそれぞれ個々の全体的治療目標を持っていることを肝に銘じておくことが重要です。それはどのセッションでも，個々人に合わせた行動目標を設定する必要があることを意味しています。思考再構成用紙を使用するセッションでは，治療者はホワイトボードや黒板を使って議論を促すことができるので，すべてのグループメンバーが認知の再構成方法をともに検討することができます。ある患者には非常に興味深く，またある患者には興味がないセッションもあるかもしれません。例えば，睡眠について学ぶことに興味を抱く人もいれば，怒りの対処により関心がある人もいるかもしれません。このような場合には，自分にとって効果があるとわかった技術を提案したりすることが，他のグループメンバーの役に立つということを患者たちに思い出してもらいましょう。

重要な人たちを治療に巻き込むこと

　慢性疼痛患者は何年も痛みを抱えていますが，痛みが患者や家族の生活の様々な部分に大きな影響を及ぼすようになってはじめて，心理学的治療を受けることがあります。長い年月をかけて家族の力動や役割は非適応的

となっており，それらを変化させることがとても難しくなっているでしょう。重要な人たちを治療過程に巻き込むことは，このような非適応的な家族の有り方を変える上で役に立ちます。例えば，疼痛評価に患者の配偶者を招くことは，患者の代表的な対処戦略や，どのように疼痛が患者の生活に影響を与えているかを知るのに効果的です。また，治療者が疼痛は家族全員に影響を与えているということを理解しており，家族からの情報を価値のあるものだと考えていることが，配偶者に伝わります。評価の際に情報を提供してもらうことに加えて，患者が自宅で取り組んでいる技術や毎週の行動目標を知ってもらうために，配偶者に各セッションの最後の2，3分出席してもらうようにするのもよいでしょう。目標到達や技術練習を配偶者が手伝うことで，配偶者は患者にさらに勇気や支援を与えることができるかもしれません。

患者用ワークブックの使用

患者用ワークブックは治療者がこの治療法を伝える上で役に立つでしょう。ワークブックには慢性疼痛やストレスについての心理教育的な情報および，この治療に従う患者のための解説が書かれています。いずれの章も1つの治療セッションに対応しており，リラクゼーション法や認知再構成法などの技術を身につけるためのアウトラインが載っています。また，このワークブックには各セッションで使用したり家庭で練習したりする際に用いるモニター用紙や技術ワークシートのコピーが付いています。いろいろな使用目的のある用紙はワークブックからコピーするか，TreatmentsThatWork™というウェブサイト（www.oup.com/us/ttw.）からダウンロードすることができます。

第2章 疼痛の評価

最初の接触

　患者が疼痛をうまく処理する技術を学ぶために治療者に紹介されてくるには幾通りもの方法があります。整形外科医や麻酔科医，神経内科医，または他の疼痛の専門家の推薦に従って治療者に自ら連絡をしてくる患者もいます。また，疼痛の評価のために治療者に患者名が知らされることもあります。いずれにせよ，予約を入れるための治療者からの電話を不安な気持ちで待っている患者がいる一方で，自分の痛みが実際にあるというのを誰も信じていないと思っていて，治療者が電話をしてくるのは疼痛が「すべて頭の中」で生じていると考えているからだと思う患者もいるでしょう。結果として，あなたが最初の予約を入れようとすると，抵抗に会うかもしれません。そこで次に必要なのは，そのような抵抗を克服するのに役立つ脚本ということになるでしょう。

治療者：スミスさん，あなたを紹介してくれた先生は，あなたが痛みにうまく対処する上で役立つ技術が何かあるだろうと思って私に連絡してきました。

患　者：あなたがどの程度私の助けになるのかわかりません。私の痛みは現実のものであり，頭の中のことではありません。私には心理療法は必要ありません。

治療者：私たちの診療を受けるからといって，私たちが，痛みはあなたの頭の中にあるものだと思っているということではありません。長年にわたっているので，痛みはあなたの生活の多くの部分に影響を及ぼしていることでしょう。家族や友人との関係にも影響していて，仕事や社会活動に参加する能力にも影響をもたらし，毎日の活動にストレスを与えていると思われます。あなた自身にもこのようなことが当てはまるのではありませんか？

（一般的には患者は同意し，患者の生活に痛みがどのような影響をもたらしているかという例を挙げるでしょう）

治療者：痛みが長期間あるのであれば，時々，気分の落ち込みや不安が生じることでしょう。このような（うつや不安）状態は，現実にはあなたの痛みをもっとひどく感じさせます。

（再び，患者はこの言葉に同意するでしょう）

治療者：私たちは，膝とか背中というような痛みの場所だけではなく，全人的治療が重要であると考えています。私たちの最初の面接の目標は，あなたの痛みに関する病歴を徹底的に集め，それがあなたの生活のあらゆる部分にどのような影響をもたらしているかを知ることです。私たちは，だいたい45分から1時間程度話をし，それからあなたに痛みについての質問紙を埋めてもらいます。私はその情報をよく調べてから，あなたとまた話し合って，あなたにとって最もよい治療計画を作ろうと思います。どう思われますか？

患　者：そうですね，それは私が使っている痛みの治療薬を取り上げるということですか？

治療者：いいえ。あなたが私たちの教える痛みにうまく対処するための技術を学ぼうと決めても，あなたから痛みの治療薬を取り上げるわけではありません。事実，あなたが学ぶことはどれも，あなたの治療薬の効果を上げるのに役立つでしょう。

患　者：わかりました。それではあなたに会って，あなたの提案を検討してみることにしましょう。

患者評価

　患者が疼痛治療を研究として受けるか，臨床として受けるかに関わらず，治療者が患者の疼痛の全体像を理解し，患者が治療から利益を得られるのかどうかを判断するためには，包括的な疼痛の評価を行うことが重要です。患者が治療を受けるきっかけとなっている痛みに関する病歴や，患者の痛みがもたらしている心理社会機能に対する影響，過去または現在行っている患者の痛みに対処するための努力，患者の痛みの体験に影響したと思われる環境因子などを評価します。この評価は治療が終了したときにまた行うべきであり，それによって，それまでにあった痛みや能力障害，苦悩にどのような変化が生じたかを明らかにすることができます。また，そうすることで治療者は治療の効果を評価でき，これは患者に進歩を示す上で役立ちます。そして，そのデータは治療者が保険会社や，疼痛管理の専門家を探している紹介元に治療効果を示したいときにも役立つでしょう。

疼痛面接

　評価では最初に臨床面接を行いますが，そこでは患者に痛みの状態や，痛みが患者の生活にどのような影響を与えてきたかについて話す機会を与

えます。この面接を終わらせるには45分から1時間を要するでしょう。後ろのページに疼痛面接の例を挙げてあります。疼痛面接の空欄の用紙は本書の付録として掲載されています。

　痛みの病歴（例えば，患者が訴えている疼痛についての患者の描写）を聞くことから面接を始めます。病歴には，痛みのある詳細な場所や，疼痛の始まり（例，ある出来事に関連して突然生じたのか，徐々に生じてきたのか），痛みを描写するのに使っている言葉（例えば，突き刺さるようなとか，電気が走るとか，鈍い痛み，など），痛みのパターンは一過性のものか周期的なものなのか（例えば，夜に悪くなる痛みか，朝に悪くなる痛みか，など）ということが含まれます。多くの患者には複数の疼痛部位があるので，それぞれの疼痛部位でこれらの情報は異なっているかもしれません。痛みを取るために施行してきたり現在も施行している治療や治療薬（例えば，理学療法や手術，麻薬）とそれらの効果について尋ねるのも重要であり，患者の痛みを増強させたり減弱させたりしていることに患者が気づいているかどうかを尋ねることも重要です。患者が気づいていることが受身的技法（例えば，治療薬や注射）なのか能動的技法（例えば，活動のペース配分）なのかに留意しましょう。

　また患者が疼痛に関連した何らかの訴訟を抱えているのかどうかも尋ねます。このことは，治療は患者の疼痛を減少させ，そのために裁判での申立を弱めてしまう可能性があるので，患者の治療への関わり方に影響すると思われるからです。将来の目標は治療で設定される目標に影響するので，患者には将来の目標についても尋ねるべきです。面接では心理社会的な略歴（例えば，教育，家族，配偶者）についても尋ね，援助となる可能性のある資源についての情報を得ます。アルコールやリクレーショナル・ドラッグの使用は治療への取り組みや治療結果にマイナスの影響があるので，CBTのような疼痛管理のための積極的な治療に患者を取り組ませる前によく考慮しておくべきです。疼痛と気分に関係がある場合には，不安やうつについての情報も含んだ精神保健に関する病歴聴取にも時間を割く

べきです。これらの情報は、患者の疼痛に取り組むのに最も適切な方法は何かについてあなたに相談してきた、他のすべての疼痛管理専門家（例えば、麻酔科医や神経内科医、理学療法士）にとっても有用でしょう。

自己報告評価

　面接で得られた情報を補うために、評価には慢性疼痛患者たちに対して有効であると証明されている自己報告評価も加えるとよいでしょう。一般的に評価されるのは、疼痛と能力障害、情緒的な苦悩、対処方法です。患者の疼痛レベルを評価するのに最も簡単で効果的な方法の1つが、患者に自分の痛みを0（痛みなし）から10（考えられる限りの最もひどい痛み）の段階で評点してもらうことです。この種の評点は、心理士が内科医の診察室とかプライマリーケア場面で働いているときや、ちょっとした評価を行わなければならないときに特に有用です（Jensen, Turner, Romano, & Fisher, 1999）。McGill 疼痛質問紙（MPQ; Melzack, 1975）は、102の言葉を大きく3つに分類し（疼痛の知覚的、情緒的、評価的側面）、さらに16に下位分類した自己報告質問紙です。これは慢性や急性、実験的に誘発された疼痛の研究でよく使用されており、その安定性や信頼性、妥当性がすでに確立されているものです（Reading, Everitt, & Sledmere, 1982）。

　もしもっと時間があり、患者の機能について包括的な評価をさらに行いたければ、West Haven-Yale Multidimensional Pain Inventory (WHYMPI) を推奨します。このWHYMPIは52項目を3つのパートに分けた自己報告質問紙です。パートIには、自覚している疼痛による障害や、配偶者や重要な人物からの支援や関心、疼痛の重症度、自覚している生活上の制限、情緒的な苦悩などが計測できるようにデザインされた5つの尺度が含まれています。パートIIでは、配偶者や重要な人物が患者の疼痛行動に対して抱いている心配や当惑、否定的な反応の程度について患者がどの程度認識しているかを評価します。パートIIIでは、4つに分類した毎日の一般

的な活動に関して，患者がそれらにどの程度取り組んでいるかについての患者報告を評価します。簡潔さと妥当性／信頼性，自己報告という性質，採点の容易さから，WHYMPIは臨床と研究の両方にとって理想的な質問紙です。

　患者が疼痛に対して使用している対処戦略については，Coping Strategies Questionnaire-Revised（CSQ-R; Riley, Robinson, & Geisser, 1999）を用いて評価します。6つの認知の下位スケール（注意のそらし，感覚の再解釈，破局化，感覚の無視，祈りと希望，対抗する自分自身の言葉）と行動スケール（行動的活動）に関しては十分な妥当性が示されています（Keefe, Crisson, Urban, & Williams, 1990）。疼痛研究に広く使われてきている対処を評価するもう1つの尺度は，Pain Catastrophizing Scale（PCS; Sullivan, Bishop, & Pivek, 1995）です。PCSでは患者に過去の疼痛体験を回想してもらい，疼痛を体験しているときの13項目の思考や感情について，それぞれの程度を0点（全くない）から4点（常に）で表した5得点スケールで示してもらいます。Beck Depression Inventory（BDI; Beck, Steer, & Garbin, 1988）やState Trait Anxiety Inventory（SATI; Spielberger, Gorsuch, & Luschene, 1976），Pain Anxiety Symptom Scale（PASS; McCracken, Zayfert, & Gross, 1997）は疼痛研究でもよく使用されており，自己報告評価バッテリーの一部としてもよいでしょう。

　自己報告尺度は面接の後に患者が待合室にいる間にすぐに仕上げさせるべきです。というのは，患者がそれを完成させるのに身近な人々に手伝ってもらわないようにするためです。患者用の自己報告評価法の説明書を1つ1つ確認して，患者がそれを理解しているかを確かめてください。また，患者に評価から得た情報をこれからの面接のときに一緒に検討して，彼らが必要としている治療法を組み立てるのに使用することも説明してください。多くの患者が評価の結果を検討するのに時間を使うことは価値のあることだと考えています。

図 2.1　疼痛面接の記入例

患者の氏名：　アニー・デーヴィス

年齢：　57

評価日：　2010/11/5

疼痛の場所
主な疼痛部位：　腰痛で，断続的で左肢に広がっていく。

第2の疼痛部位：　首の痛み（断続的／月に1回程度）

損傷の詳細／始まり：　仕事中に箱を移動させているときに梯子から落ちた。

午後の仕事はしたが，次の日の朝はベッドから出られなかった。

その日の内に救急室に行った。

始まりの日時
主な疼痛部位：　1998年7月

第2の疼痛部位：　だいたい2000年の12月

痛みの描写（例えば，燃えるようだ，電気が走るようだ，鋭い）：

腰痛は鈍い痛みでずきずきするが，肢は「電気ショック」のような痛み。

首の痛みは鋭くずきずきする。

痛みの評価（尺度：0＝痛みなし；10＝想像できないほどひどい痛み）

現在：　　6

過去2週間以内：平均　　5　　；最悪　　9　　；最少　　2

周期的　　　　　　；常時　　○

疼痛治療薬とその効果：　ギャバペンチンを麻酔科医から処方されている。

腰痛にはそれほど効果はない，と言っていた。

今までに受けた治療（どのようなことを試してきたか？）
身体的治療： あり。少しよかったが7年行っていないと報告した。

カイロプラクティック： なし。

手術： 怪我の後，2回腰痛の手術をしているが効果は部分的（1988年と1992年）

心理療法： 抑うつ気分があったときに2，3回治療者と話した。

その他： 鍼治療，効果は続かなかった。

現在のサイクル（痛みのパターンに気づいていますか？）：

腰痛は朝が最も悪くて，午後ストレッチをやると少し軽くなる。

でも痛みはなくならず，夜に向けて段々悪くなっていく。

痛みのきっかけ（あなたの痛みを強めるものは何ですか？）：

長時間座っているときや，何かを持ち上げるとき。

また，物を拾い上げようとして腰を曲げるとき。

痛みを減少させること（あなたの痛みを弱めるものは何ですか？）：

温かいシャワー，疼痛治療薬，何か楽しいことに気を奪われること。

対処戦略（あなたはどのように痛みに対処しますか？）：

痛いところを押す。でもその後に反動で痛くなったり，もっと痛くなったりする。

ベッドやソファーに横になる。でもそれもまた痛みを引き起こす。

係争中の訴訟はありますか？ はい＿＿＿＿＿；いいえ ○

個人的な目標（あなたの治療目標は何ですか？）：

もっと活動的になって，家族に対するイライラを減らして，孫たちと遊ぶこと。

痛みに耐えること。よく眠ること。

心理社会的な経歴

子供時代（あなたはどこで育ちましたか？ 誰と住んでいましたか？）：

　ボストン生まれ。4人きょうだいの一番下。

　特に小さい頃に外傷体験はなく，子供のときに疼痛はなかった。

教育：　高校を卒業してウェルスレイ大学で商学部を卒業した。

過去／現在の職業：　中規模の会社で15年間営業やマーケティング。

　現在も就業しているが，痛みのためにほとんど仕事ができていない。

　障害者として申請しようと考えている。

結婚／家族関係：　15年前に結婚している。夫は支持的。

　3人の子供は成人していて，結婚して子供がいる。

生活状況（どこに住んでいますか？ 誰と？ あなたが痛がっているとき，その人たちはあなたにどのように接しますか？）：

　現在は退職が近い夫と住んでいる。夫との関係はよく，夫は彼女が痛みを訴え

　始めると同情するけれど，時々彼女がちゃんと動けないのでがっかりしている，

　と，患者は話した。

娯楽活動：　元々は庭いじりが大好きだったが，今は痛みのために全くできない

　と思っている。今は誰とも交流がなく，友達とランチにも行っていない。

典型的な一日（あなたの典型的な一日を記載してください）：

　過去数か月，痛みのためにほとんどのことができていない。

　痛くならないように，一日中テレビを見たり本を読んだりしている。

痛みの影響（痛みはあなたの人生にどのように影響してきましたか？）：

　自分は夫が結婚するべき相手ではなかったと彼女は思っており，そのために

　罪悪感がある。彼女は痛みが楽しいことを彼女からすべて取り去った，

　と思っている。

物質使用

過去と現在のアルコールまたはタバコ使用： 20年前にタバコをやめた。

月に1回ビールをほんの少し飲む程度で，今まで大量飲酒はない。

過去と現在の薬物の乱用： 現在も過去もなし。

感情の状態

重大な気分障害（DSM-IVに基づく）（自分の気分の変化に気づいたことがありますか？ 気分が落ち込んだことがありますか？ 不安を経験していますか？）：

過去3か月，中等度の抑うつ気分があり，入眠障害やだるさ，エネルギー低下，イライラを感じていて，以前には楽しめていたことに興味があまりない，と報告した。

過去または現在の個人療法または集団療法への参加：

1987-1988年，うつ病で治療を受けた。話す治療で少しは効果があった。

過去／現在の精神科入院： なし。

精神薬理学的な治療薬：

1988年に6か月間プロザックを試したが，副作用が嫌で，服用を止めた。

第3章

セッション1: 慢性疼痛についての教育

(ワークブックの第2章に対応する)

必要な資料

- 目標設定ワークシート
- 週間目標達成用紙

アウトライン

- 評価結果を見直す
- 疼痛の影響について話し合う
- 治療の全体的な目標を提示する
- 治療の全体的な行動目標を設定する
- 宿題を設定する

評価の検討

セッションの最初の数分を使って，疼痛評価の一部として患者が完成させた自己報告評価の結果を検討します。患者の痛みの強さのレベルや使っ

ている対処方法，そして患者が更なる技術を使うことができる領域を記してください。患者がセッションの最後に目標を設定することと，患者が改善を必要とする範囲の中にいくつかの目標を設定することを話しておきましょう。

疼痛の影響

痛みは実際の組織損傷または潜在的な組織損傷に関連する，あるいはそのような損傷に基づいて表現される，不快な感覚と情緒的な体験であると定義されています。6か月またはそれ以上持続する疼痛は「慢性」疼痛として一般的には扱われています。この定義では，疼痛には感情的な側面があるということが認められている点について話し合うことが重要です。下記のような一般的な話から始めるのがよいでしょう。

> 多くの人にとっては，慢性疼痛は首や肩，腰というような部位を侵すだけではありません。慢性疼痛はその人たちの仕事の仕方や遊び方にも影響します。その人たちの行動すべて，そして気分にさえも影響します。あなたはこのような体験をしたことがありますか？

普通，患者は疼痛がいろいろな形で自分の生活に影響していることを話すでしょう。一般的に，それらは活動や，思考と感情の範疇に入るものとして大まかに区分することができます（例参照）。

活動：疼痛は個人の活動性とその人が行う様々な仕事や社会活動に影響を及ぼし，そしてこのことは，その人の疼痛の経験にも大きな影響を及ぼすことになるでしょう。例えば，疼痛のある人は，他の人との交流を避けるかもしれないし，具合が悪いと職場に電話するかもしれないし，ベッドから起き上がることが大変であるかもしれないし，終日テレビを観ている

かもしれません。これらは筋力を低下させ，体重を増加させ，全身状態を悪化させるでしょう。患者に次の質問をしてみましょう。

- 痛みのために社会活動や趣味を行うことができなかったことがありますか？
- 痛みのために仕事や役割を果たせなかったことがありますか？
- 痛みがあるとき，通常あなたはどのような活動をしますか？
- 活動範囲が制限されるために，身体面や社交面に悪い影響が出ていますか？

思考と感情：人の考え方（例えば，「人生は不公平だ」「私は決してよくならない」など）や感じ方（例えば，無価値感，抑うつ，不安）はその人の疼痛の経験に大きく影響します。研究から，否定的な感情や思考があると疼痛に注意が向きがちになり，その結果さらに疼痛に気づきやすくなることがわかっています。次についても患者に質問してみましょう。

- 感情と痛みの関係について考えてみたことがありますか？
- 痛みがひどい日にはどのような気分になりますか？
- 痛みがあると，怒りや落胆，悲しみも強くなりますか？
- そのような感情に関係して，どのようなことを考えますか？

痛みと苦悩，障害のサイクル

　痛みのサイクルについては，図を使って痛みと苦悩（思考と感情），障害（行為）の関係を示すのが効果的であることが多いようです。図3.1を引用するか，痛みのサイクルの図を描いて患者に示すこと。ワークブックの第2章にもこの図のコピーがあります。
　次の会話を痛みのサイクルを説明するときに使うとよいでしょう。

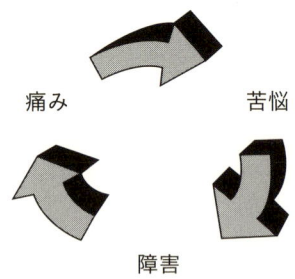

図 3.1 痛みのサイクル

　痛みが長い間続くと，痛みに対する否定的な信念（例えば，「この痛みは決してよくならないだろう」「私は痛みをどうすることもできない」）や，自分自身を否定するような思考（例えば，「働けない私は家族にとって価値のない人間だ」とか「私は絶対に回復しないだろう」）が現れてきます。痛みが続くので，あなたは傷や痛みがもっとひどくなることが怖くて活動（例えば，仕事や社会的活動，趣味）を避けるかもしれません。引きこもって活動性が低下しているので，筋肉は弱くなり，体重が増えてしまう，または逆に減ってしまって，全身状態が悪化するかもしれません。この図は，苦痛や障害がどのように痛みにフィードバックし，痛みを悪化させているかを示しています。

　今までの生活の中で，この痛みのサイクルが働いていることに気づいていたかどうかを患者に尋ねてください。この治療は，痛みと苦悩，障害のサイクルを止めるのに役立つものであることを説明します。

治療の全体的な目標

　痛みはコントロールできないものと多くの患者が考えています。この治療は患者に彼らの考えや感情，行動をうまく取り扱うことによって，コン

トロールを取り戻せるようになることを教えるものです。次の会話は，痛みはコントロール可能であることを再認識させるのに役立ちます。

> 今やあなたは思考や活動が痛みの体験にいかに重要であるかを知ったのですから，あなたが思考や痛みに反応して行っていることすべてがあなたのコントロールの下にある，ということを認識することが大事です。痛みに関連したマイナスの考えや感情に取り組む方法や，活動を続ける方法を学ぶことによって，痛みを取るために医者や薬に頼るよりももっと痛みをコントロールできるようになるでしょう。

患者にこの言葉に同意するかどうかを尋ねてみましょう。患者はまだ，コントロールできるようになる，ということに少し疑問を抱いているでしょう。治療が進むにつれてより信頼が深まっていくことを患者に説明してください。

次に，患者に以下のような治療の全体的な目標を示します。

- 毎日の生活に及ぼす痛みの影響を減らす
- 痛みにもっとうまく対処するための技術を身につける
- 身体的および感情的な機能を改善する
- 痛みと，疼痛治療薬への依存を減らす

このプログラムでは，多くの人が痛みをよりうまく処理するのに役立つと考えている方法を数多く教えるので，患者は上記の目標を達成しやすくなるということを患者に説明してください。ここで教える技術はどれもセッションと自宅で実施するものであり，どの技術が患者に最も適しているかがわかるでしょう。新しい技術を身につけるには継続的な練習が不可欠であり，宿題もこのプログラムから多くのことを得るために重要であると強調してください。

全体的な行動療法の目標を作成する

　この時点で患者と一緒に治療の全体的な目標をはっきりさせます。これは，このような目標が第1章でも述べたように，1週間の行動目標を導き出すのに役立つので，重要なことなのです。しばらくの間行っていないかもしれないが，患者がもっと行いたいと思っている活動の名前を挙げてもらうことから始めましょう。患者の状態からその活動の再導入が可能かどうかを決めます（この決定には患者の主治医や理学療法士などに相談することも必要かもしれません）。

　この課題を修了させるために目標設定ワークシートを使います。空欄にしたものは130ページにあります。評価の結果を参考にして，技術の構築が必要な領域を患者に思い浮かべてもらいながら，目標設定のための領域を確認していきます。治療目標は漠然としたものよりも具体的なものに設定することが重要であると話します。患者には少なくとも3つの全体的な治療目標を決めてもらいます。場合によっては，この目標を決めるという課題は次のセッションで続けても構いませんが，セッション2の終わりまでには決めてください。

　目標は以下のようなものであるべきです。

1. 定量的な行動であること（例えば，痛みを減らすとか，よりよい人間になる，または，気分を改善する，というような目標ではなく，1マイル歩く，週に3回ボランティアを行う，毎日庭仕事をする，といった目標にする）
2. 患者が11セッション分の治療を通して無理なく変化させられる領域に設定すること

　いずれの目標も，患者と一緒に，何が軽度改善で，何が中等度改善，何

が最高度改善であるかを決めてください。患者にはワークブックの第2章にある目標設定ワークシートにそれを記録させます。このことによって，あなたや患者は目標にどの程度到達することができたかを判断することができるので，このプログラムの最後にそれが役立ちます。

　患者に全体的な治療目標を細かく分けて週間行動目標を決めていくことを説明します。この達成可能な小さな目標は，患者が一歩ずつ全体目標に進んでいくのに役立つものです。例えば，もし全体治療目標が毎日1マイル歩くことであるとすれば，週間行動目標は，いい運動靴を買うことと週に2回朝4分の1マイル散歩すること，のようになるでしょう。そうすると次の週の目標は，週に3回2分の1マイル散歩すること，になるかもしれません。

　患者と一緒に全体目標の1つを選び，患者がそれを細かく分解して来週の行動目標を決めるのを手助けします。患者にはワークブックの宿題セクションに用意してある空欄にこの目標を記録してもらいましょう。治療開始時から宿題の軌跡を追い続けるという行為を確立しておくことによって，患者がその週の宿題を忘れてしまう可能性を減らすことができるでしょう。また，あなた自身もこの目標を週間目標達成用紙に記録しておきます。各治療セッションの終わりに，その週に設定した宿題についての記録を確認してください。空白の用紙はこの章にあります。何度も使うことができるように，この用紙はこの本からコピーするか，TreatmentsThatWork™ というウェブサイト（www.oup.com/us/ttw）からダウンロードすることができます。この用紙を使えば，各セッションの始めに患者の進捗を見直すことができます。この用紙の記入例は第4章にあります。

宿　　題

✎ 患者にワークブックにある，私の痛みに影響することワークシートを完成しておくように伝えましょう。

✎ 患者にセッションの最後に設定した週間行動目標を努力して達成するように伝えましょう。

週間目標達成用紙

セッション番号：＿＿＿＿＿＿＿＿＿＿＿＿＿＿

下にある尺度の0（全くできなかった）から10（完璧にできた）に印を付けてその週の目標達成度を評価してください。計画した目標ごとに付けてください。

目　標　1　＿＿＿＿＿＿＿＿＿＿＿＿＿＿＿＿＿＿＿＿＿＿＿＿＿＿＿＿＿＿＿

　　　　　0 —— 1 —— 2 —— 3 —— 4 —— 5 —— 6 —— 7 —— 8 —— 9 —— 10

覚え書き：＿＿＿＿＿＿＿＿＿＿＿＿＿＿＿＿＿＿＿＿＿＿＿＿＿＿＿＿＿＿＿

　　　　　＿＿＿＿＿＿＿＿＿＿＿＿＿＿＿＿＿＿＿＿＿＿＿＿＿＿＿＿＿＿＿

目　標　2　＿＿＿＿＿＿＿＿＿＿＿＿＿＿＿＿＿＿＿＿＿＿＿＿＿＿＿＿＿＿＿

　　　　　0 —— 1 —— 2 —— 3 —— 4 —— 5 —— 6 —— 7 —— 8 —— 9 —— 10

覚え書き：＿＿＿＿＿＿＿＿＿＿＿＿＿＿＿＿＿＿＿＿＿＿＿＿＿＿＿＿＿＿＿

　　　　　＿＿＿＿＿＿＿＿＿＿＿＿＿＿＿＿＿＿＿＿＿＿＿＿＿＿＿＿＿＿＿

目　標　3　＿＿＿＿＿＿＿＿＿＿＿＿＿＿＿＿＿＿＿＿＿＿＿＿＿＿＿＿＿＿＿

　　　　　0 —— 1 —— 2 —— 3 —— 4 —— 5 —— 6 —— 7 —— 8 —— 9 —— 10

覚え書き：＿＿＿＿＿＿＿＿＿＿＿＿＿＿＿＿＿＿＿＿＿＿＿＿＿＿＿＿＿＿＿

　　　　　＿＿＿＿＿＿＿＿＿＿＿＿＿＿＿＿＿＿＿＿＿＿＿＿＿＿＿＿＿＿＿

目　標　4　＿＿＿＿＿＿＿＿＿＿＿＿＿＿＿＿＿＿＿＿＿＿＿＿＿＿＿＿＿＿＿

　　　　　0 —— 1 —— 2 —— 3 —— 4 —— 5 —— 6 —— 7 —— 8 —— 9 —— 10

覚え書き：＿＿＿＿＿＿＿＿＿＿＿＿＿＿＿＿＿＿＿＿＿＿＿＿＿＿＿＿＿＿＿

　　　　　＿＿＿＿＿＿＿＿＿＿＿＿＿＿＿＿＿＿＿＿＿＿＿＿＿＿＿＿＿＿＿

目　標　5　＿＿＿＿＿＿＿＿＿＿＿＿＿＿＿＿＿＿＿＿＿＿＿＿＿＿＿＿＿＿＿

　　　　　0 —— 1 —— 2 —— 3 —— 4 —— 5 —— 6 —— 7 —— 8 —— 9 —— 10

覚え書き：＿＿＿＿＿＿＿＿＿＿＿＿＿＿＿＿＿＿＿＿＿＿＿＿＿＿＿＿＿＿＿

　　　　　＿＿＿＿＿＿＿＿＿＿＿＿＿＿＿＿＿＿＿＿＿＿＿＿＿＿＿＿＿＿＿

第4章

セッション2：
痛みの理論と腹式呼吸

（ワークブックの第3章に対応する）

必要な資料

- 週間目標達成用紙

アウトライン

- 宿題を見直す
- 疼痛の理論を紹介する
- リラクゼーション法を導入する
- 腹式呼吸法を教える
- 宿題を設定する

宿題の見直し

　患者が書いた，私の痛みに影響することワークシートを検討して，外的なコントロール（例えば，より多く薬を使ったとか天気が悪かった，など）と，より内的なコントロール（例えば，自分自身で時間のペース配分をし

た，気晴らしをした，活動的であり続けた，活動をやりすぎなかった，など）にコメントしてください。リストに挙げられた建設的な対処戦略を強化し，また痛みをコントロールするために患者自身でできることをもっと増やしていきたいと私たちが考えていると言及してください。週間行動目標を含む，宿題1つ1つに対して患者とともに週間目標達成用紙を完成させてください。記入例については図4.1を見てください。第3章に空欄の用紙があります。この用紙は毎週使うので，この本からコピーするか，TreatmentsThatWork™ というウェブサイト（www.oup.com/us/ttw）からダウンロードしてください。

疼痛の理論

このセッションは，疼痛について現在わかっていることを患者に伝えるという教育的な要素から始めます。教育によって，痛みについての患者の理解を促し，痛みについて話すことに自信をもってもらい，治療にさらに積極的に取り組めるように患者を勇気づけることができます。

特異性理論

特異性理論では，患者が感じる痛みの強さは，生じた組織損傷の量に直接的に相関していると説明されます。この理論によれば，痛みは組織が治ればなくなるはずです。しかし，この理論にはいくつか問題があります。

1. 多くの人は，傷が治った後でも痛みを感じ続けます。例えば，肢の切断を行った人では，ファントムペイン（幻肢痛）を感じ，まるで無くなった肢から不快感が生じているかのように感じたりします。もし痛みと組織損傷に直接的な関係があるならば，このようなことは起きないはずです。
2. 同じような組織損傷を受けた人でも体験する痛みは異なります。こ

図 4.1　週間目標達成用紙の記入例

セッション番号：　　　　1

下にある尺度の 0（全くできなかった）から 10（完璧にできた）に印を付けてその週の目標達成度を評価してください。計画した目標ごとに付けてください。

目　標　1　週に 2 回家の周りを散歩する
　　　　　　0——1——2——3——4——⑤——6——7——8——9——10
覚え書き：　週に 1 回しか家の周りを散歩できなかった。

目　標　2　私の痛みに影響するものワークシートを仕上げる。
　　　　　　0——1——2——3——4——5——6——7——8——⑨——10
覚え書き：　私の痛みを悪化させるようなやっかいな出来事があった。

目　標　3　_____
　　　　　　0——1——2——3——4——5——6——7——8——9——10
覚え書き：　_____

目　標　4　_____
　　　　　　0——1——2——3——4——5——6——7——8——9——10
覚え書き：　_____

目　標　5　_____
　　　　　　0——1——2——3——4——5——6——7——8——9——10
覚え書き：　_____

のことは，体験している痛みの強さに影響することが，人によって様々であることを示唆しています。

3. ほんのわずかな組織損傷しかなくても大きな痛みを感じる人もいれば，はっきりとした組織損傷があっても痛みを感じない人もいます。以下の話は，この点を説明するのに役立つでしょう。

ビーチャー先生はボストンにあるマサチューセッツ総合病院の医師で，第二次世界大戦中はフランスのノルマンディーに駐留していました。彼は患者たちを診察しているときに，負傷した市民と負傷した兵士では痛みの訴えに違いがあることに気づきました。ビーチャー先生は，兵士が外傷が重症であるにもかかわらず戦闘中に負傷したときにはほとんど痛みを訴えないことがあるということに気づきました（例えば，銃創）。一方，市民はそれに比べたらわずかな外傷なのによりひどい痛みを訴えていました（例えば，指の爪の下に入った棘）。ビーチャー先生は，そのときにその人が抱いた考えが痛みの体験にとって重要な要素となっていると考えつきました。

兵士が負傷した後にどのようなことを考えたと思うかを患者に尋ねてみてください。市民についてはどうか？とも尋ねてみましょう。患者の挙げた答えを補強します。もし患者が何も言わなかったら，続けて，以下の例を引用します。

例えば，兵士は痛みから注意をそらすようなことを考えていたかもしれません——ひょっとしたら，彼の戦友の生死についてとか，外傷のために2,3週間米国に帰国できるという希望などです。兵士はまた，外傷を負うことは戦争では予想されることとわかっていたかもしれません。市民について言えば，その外傷は今まで負ったものの中で最も重症なものであり，治療の結果がどうなるかはっきりしないし，給料

や将来を失うかもしれないと考えたのかもしれません。そのため市民は痛みに対してより注意が向いたのかもしれません。

ゲートコントロール理論

　ゲートコントロール理論（Melzack & Wall, 1965）は，1960年代前半にRonald MelzackとPatrick Wallによって，疼痛知覚における精神と脳の重要性を説明するために提唱されたものです。この理論は心理的要因が痛みの体験で重要な役割を果たすことを認めていたため，疼痛研究に大きな影響を与えました。この理論を患者に示すのに次の情報を使用してください（図4.2）。あなたが怪我をしたときには，信号が怪我の部位から神経線維を通って脊髄へ向かい，それから脳に到達します。脳は組織損傷についての信号を理解し，あなたは痛みを知覚します。組織損傷の量や重症度は，私たちが知覚する痛みの強さに影響する1つの因子にすぎません。研究者には，私たちが感じる痛み，特に慢性疼痛の痛みの強さに影響する因子が他にもあることが知られています。事実，患者の痛みが組織損傷の量の変化に依存するという証拠がほとんどないのに対して，慢性疼痛を抱える患者のほとんどは，状況によって疼痛が増強したり減弱したりすることに気づいています。

　ゲートコントロール理論によれば，疼痛体験は単に感覚神経から脳に直接的に送られてくる神経刺激を解釈した結果ではありません。むしろ，疼痛や損傷に関連するメッセージは脳に到達する前に他の刺激によって修飾されているのです。この理論は脊髄の背側角にある，ある種の「ゲート（門）機序」が痛み信号を修飾していることを示唆しています。このゲートは体の他の神経線維からのフィードバックによって開いたり閉じたりします。これには個人の思考や気分（例えば，不安やうつ）に関係した脳からの下行神経刺激が含まれています。ゲートの開閉は損傷領域から脳に送られる情報量を加減します。否定的な思考はゲートを開き，より多くの痛み情報が通るようになる一方，前向きな思考は門を閉じて痛みのメッセージを制

「痛み」 ← 脳

脳（思考）からの情報で
ゲートの開閉ができる

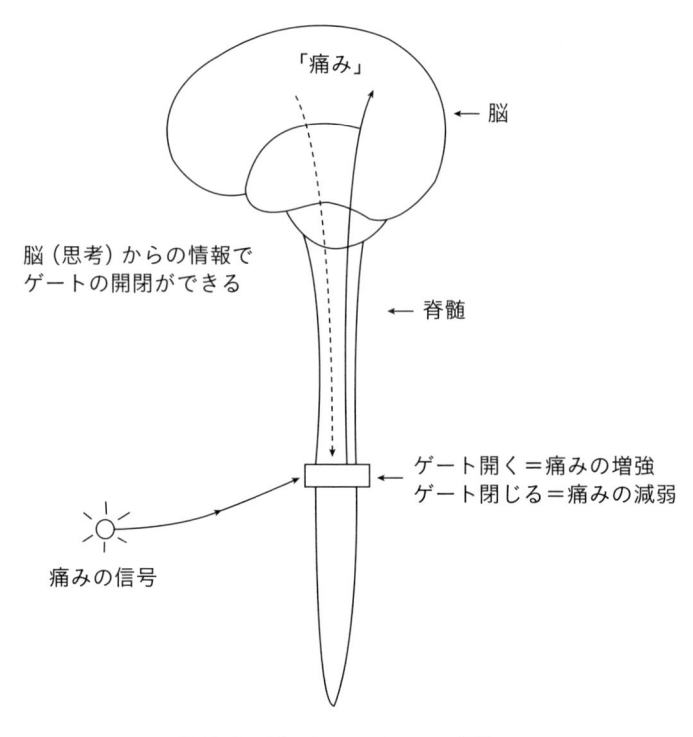

← 脊髄

ゲート開く＝痛みの増強
ゲート閉じる＝痛みの減弱

痛みの信号

図 4.2　ゲートコントロール理論

限します。その結果,脳に向かう途中で疼痛信号は増大したり減少したり,遮断さえされうるのです。

　理論の基盤を説明した後に,患者の理解を深めるために次の会話例を使用すること。

1. 今までに,あなたが退屈しているとか暇なときに（例えば,夜ベッドに入っているときなど）痛みが強まったとか,否定的なことを考えたり,不安または怒り,気分の落ち込みなどを感じたりしているときに痛みが強くなったことに気づいたことはありませんか？ 否定的な思考／感情や痛みに注意を向けることで,痛みのゲートが開き

続けることがあります。
2. 今までに，気晴らしや楽しい活動（例えば，映画を見ているとか，友人と話している，何か楽しいことをしている，など）をしているときには，それほど痛みがひどくないというのに気づいたことがありませんか？ それは損傷部位からの情報と脳からの情報が競合して，ゲートが閉まっているからです。
3. 今までに，頭や脛をぶつけてそこをこすったことがありますか？ そこをこすると痛みが消えるのがわかったのではありませんか？ ぶつけた部位をこすることで，痛み神経によって伝えられる情報に競合する感覚神経をあなたは実際に刺激しているのです。このような神経から来る感覚情報がゲートを閉め，ゲートを通過して脳に行く痛み情報は減少するのです。これはBengay（鎮痛用の温熱クリーム）のようなものが効果を上げるには擦り込む必要があるということの理由でもあります。これらの神経を刺激するというのはTENS (Transcutaneous Electrical Nerve Stimulation）や鍼療法，脊髄刺激の効果の基礎になっています。

疼痛のゲートを開いたり閉じたりするもののリストを，表4.1と表4.2に示します。

表4.1　ゲートを開くもの

身体的なもの	萎縮性の変化，筋緊張，薬物乱用
認知的なもの	疼痛への注意，疼痛が制御できないものという考え
感情	うつ，恐怖／不安，怒り
活動性	過剰なまたは過少な活動，少ない食事摂取と他の不健康な行為，仕事と社交と娯楽における活動の不均衡
社会的なもの	家族や友人からほとんど支援がない，あなたの痛みに注目しすぎる人，あなたを過剰に守ろうとする人

表 4.2 ゲートを閉じるもの

身体的なもの	薬，手術，筋緊張の減少
認知的なもの	気晴らしや外部への集中，痛みを制御できるという思考，痛みは予測できて管理できるという信念
感情	情緒的安定性，リラックス，穏やかさ，前向きな気分
活動性	適切な活動性，前向きな健康習慣，仕事と娯楽と休息と社交における活動の調和
社会的なもの	他者からの支援，家族や友人の分別ある関わり，適度な活動を維持するようにという他者からの勇気づけ

リラクゼーション技術

　リラクゼーションは，人が様々な体の機能をコントロールするために使用できる技術です。実際，通常私たちにはコントロールできないと思われる血圧や心拍数などの体の機能を変化させることができるようになる人もいます。この方法は何千年も前の東洋の宗教に遡るもので，そこでは心と体をリラックスさせることで，健康や精神的な豊かさを享受できると説かれていました。過去1世紀の間にこれらの多くの技術が西洋文化に取り入れられてきました。リラクゼーションにはエネルギーを高め，筋緊張や疲労を低下させ，睡眠を改善し，血圧を低下させ，痛みを減少させるという多くの利点があることが研究によって示されています。患者は，リラックスすることを学ぶというのは，さぼるとか生産性を落とすことを意味すると考えていることが多いのですが，実際にはリラックスするともっとはっきりと考えることができ，よりうまく役目を果たすことができるのです。
　このプログラムで学ぶ3つの技術を簡単に記載します。

- 腹式呼吸法
- 漸進的筋弛緩法（第5章参照）
- 視覚イメージ法（第5章参照）

腹式呼吸

　腹式呼吸を患者に紹介し宿題にする前に，セッション内でこれを実践させてください。

　治療者メモ
　　リラクゼーションを不快に感じる人たちがいます。例えば，トラウマになるような出来事を経験している人は，リラックスして防御体制を下げることに慣れていません。このような人たちでは，リラックスした状態になると，否定的な思考や感情が突然浮かび上がってきてしまうのかもしれません。

　リラックスする方法と痛みを低下させる方法を習得するには，正確に呼吸することを身につけることがおそらく最も簡単で効果的な方法であることを説明してください。呼吸は自動的に行われるものですが，年を取るにつれて短く浅く呼吸するようになってきます。このような呼吸はストレスや疼痛時の筋緊張の増強から生じていることが多いのです。この呼吸は体への酸素供給を減らすとともに，胸や肩の筋肉を動きづらくすることもあります。
　それとは別の呼吸法が「腹式呼吸」で，これは横隔膜と腹部の筋肉を使うものです。横隔膜は胸腔と胃腔の間にある肋骨でできた籠のちょうど下にあるドーム型の筋肉です。正しい腹式呼吸をしているときには横隔膜がぴんと張り，肺の下部を引き下げるので，より多くの空気を吸い込むことができます。吸気時に腹部は膨れ，肋骨の籠は広がり，吸気の最後には胸の上部も広がります。患者には，「もし赤ん坊や小さな子供が寝ているのを見る機会があれば，呼吸とともに上がったり下がったりしているのは胸ではなくてお腹だということに気がつくでしょう」と話してください。

腹式呼吸へのステップ

1. 「リラクゼーションする場所」の準備：
   まず，邪魔されない静かな場所を探しましょう。もし必要であれば，電話を切り，他の人にその時間はひとりにしてくれるように話しておきましょう。締めつけるような服は緩めるか，快適な服に着替えてください。次に，床の上に足の裏をペッタリと着け，両手を膝か椅子の肘掛けに置いて座ります。眠ってしまうかもしれないので横にはならないほうがよいかもしれません。実際，学習は起きているときにしかできません。いずれにせよ，必ず快適な姿勢で始めるようにしてください。

2. モニター：
   片手をお腹の上に置き，もう一方を胸の上に置きます。普通に息を吸い，どちらの手が大きく動くかに注目してください。ほとんどの場合，胸に置いていたほうの手が動いていたと思います。これはあなたが前に話したような胸でする浅い呼吸をする傾向にあることを示しています。さあ，お腹から息を吸ってみましょう。あなたはまるで胃を押し出しているように感じるでしょう。そう感じてしかるべきです。

   呼吸をモニターする別の方法として，患者にお腹を横切るように両手を置かせて，中指の先がちょうど胃の中心あたりで触れ合うようにさせるというのがあります。もし患者が正しく呼吸できていれば，指先は離れます。

3. 練習：
   さて，目を閉じたほうが楽なら目を閉じてください。3つ数える間，

ゆっくりと鼻から息を吸い込んで，それから3つ数える間に口から息を吐いてください。息を吐く長さと息を吸う長さは同じにしてください。

患者と呼吸する練習をして，患者には快適な場所で1分間続けさせてください。患者には3つ数える間ゆっくりと鼻から息を吸い込み，それから3つ数える間に口から息を吐くように言ってください。

何か気になることがあるか尋ねて，必要があれば方法を修正してください。例えば，呼吸に集中しているときにめまいを感じるという患者がいるかもしれません。もしこのようなことがあれば，患者にもっと浅く，もっと普通の速さで息をさせてください。患者が呼吸の間にリラックスできるように，次の言葉を使ってみましょう。

- 呼吸ごとに，体が椅子に沈んでいくのを感じましょう。
- 呼吸ごとに，体の中で緊張しているところを探して，そこを弛緩させましょう。
- 呼吸ごとに，体が重く，温かくなるのを感じましょう。
- 呼吸ごとに，リラックスして落ち着くのを感じましょう。
- リラックスできるようになったら，ただ深呼吸する時間を作るだけで，どこでも好きなときにこのように感じられることがわかるでしょう。

一定の時間に一定の場所（例えば，毎朝朝食前にソファーに座っている間や，子供が学校から帰ってくる前に外の椅子に座っているときなど）でこの技術を試してみることを薦めます。邪魔されずに練習できるような時間や場所を患者が思いつけるよう手助けしてください。彼らが十分に練習してこの呼吸法を使ってリラックスできるようになったら，この方法を一日の他の時間にも使うことができるようになるでしょう。こうして，この技術を使えるようになったら他の時間帯や場所にも一般化させていきま

す。さらにこの練習を続けたら，より短い時間でリラックスできるようになるでしょう。

　宿題として呼吸法を出した後に患者からよく聞かれる不満は，彼らが本当に「神経をすり減らしたときに」呼吸法を使ってみようとしたがうまくいかなかったというものです。患者には最初に，リラックスするための呼吸法が本当に身につくまで，非常に激しい感情が沸き起こったときに呼吸法に効果があると期待してはいけない，と言っておいてください。彼らは神経のすり減らし方を何年もかけて身につけてきているので，2, 3日の練習でリラックスできるようになるものではないのです。患者には練習する時間がしばらく必要であることを伝えましょう。

宿　　題

　患者と週間行動目標を設定し，次のセッションのためにあなたの週間目標達成用紙に記録してください。患者にはワークブックで対応する章の宿題セクションにある空欄にそれらを書かせてください。

- 患者に腹式呼吸を練習させましょう（例えば，15分ずつを週5回）。
- 患者にセッションの最後に設定した週間行動目標を努力して達成するように伝えましょう。

第5章

セッション3：
漸進的筋弛緩法と視覚イメージ法

（ワークブックの第4章に対応する）

必要な資料

- 週間目標達成用紙
- イメージ用紙

アウトライン

- 宿題を見直す
- 漸進的筋弛緩法（PMR）を指導する
- 視覚イメージ法を指導する
- 宿題を設定する

宿題の見直し

　患者が腹式呼吸の課題と週間行動目標を達成する上で難しかったことについて話し合ってください。宿題を達成できなかったことに関わる問題を練習して解決するように指示してください。週間行動目標を含むそれぞれ

の目標について，週間目標達成用紙に書き込んで完成させてください。

漸進的筋弛緩法（PMR）

このセッションの前半は漸進的筋弛緩法（PMR）の紹介です。

治療者メモ
　患者の主治医か理学療法士と，患者に筋肉を伸ばさせてよい安全な範囲について相談すること。患者に痛みのある部分の筋肉を伸ばさないようにさせること。

　急性の痛みを伴う損傷に対する最も一般的な反応は，筋肉を張ることです。この筋緊張は動きを制限し，体を防御し，治癒までの時間を与えます。しかし，疼痛が慢性であるときには，この反応は適切ではなく，治癒を促進しません。筋緊張はまた，怒りや不安，落胆，ストレス——慢性疼痛のあるすべての人に共通する感情——にも反応して強まります。このことがさらに疲労やイライラを感じさせます。原因に関わらず，筋緊張が強まると慢性疼痛の体験を強めます。この情報を患者に提供した後に，PMRを紹介するために次の会話をしてみましょう。

　　首や肩，背中がいつ緊張しているかに気づいたことがありますか？
　　私たちの身体には緊張しやすい部位があります。しかし，私たちの多くはいつこれらの筋肉が緊張しているのか気がつきません。漸進的筋弛緩法（PMR）の目的は，筋肉が緊張してきたことにあなたが気づくようになることと，緊張がひどくなる前にそれらをほぐす方法を学ぶことです。

　患者にPMRについての一般的な情報を提供してください。すなわち，

特定の筋肉を2, 3秒緊張させ, 非常にゆっくりとその緊張をほぐしていき, 筋肉を普通よりも少しほぐした程度にまで弛緩させるということを, 筋肉を順番に変えて行っていきます。この技術は, 体の弛緩を深めて緊張している場所と緊張のレベルに意識を鋭く向けさせるとともに,「弛緩反応」を引き出し, 精神的に落ち着き, 体が弛緩している全身状態を導き出すものです。基本的な方法が使えるようになるには2, 3回試してみる必要があるかもしれませんが, 一度身につけるとすぐに筋肉を弛緩させることができるようになります。

始め方

呼吸法を行ったときのように, 座ってできるだけ楽にしてください。両手を膝の上に置いて, よい姿勢でまっすぐに上体を起こしてください。腹式呼吸を始めてください。さて, ある筋肉を緊張させたり弛緩させたりし始めます。足と下肢, 腕, 手について, 1回につき一方を緊張させていきます。もし右利きならば, 右側から始めましょう。左利きならば, 左側から始めましょう。

患者に取り組みやすくさせるのに使う言葉

- その筋肉の感覚がどう違ってくるかに注目しましょう。
- 緊張しているときに比べて, 弛緩したときには筋肉がどのような感じであるかに注目しましょう。
- 緊張が筋肉から去って行くのを感じて, 温かい感じがあなたの体を移動するのを感じましょう。

足の弛緩

1. 片方の足を床の上に置いて, 爪先を膝に向けて引き上げるように曲げてみましょう。
2. 足が緊張してくるのを感じて, 3秒間そのままでいてください。

3. 深呼吸してください。
4. 息を吐きながら,「リラックス」と言って,緊張をゆっくりとほぐし,感覚の違いにしっかりと注意を向けてください。

これを2回行い,もう一方の足で繰り返しましょう。

ふくらはぎの弛緩

1. 片方のかかとを上げてふくらはぎの筋肉を引き締めてください。
2. 緊張していることを感じて,3秒間そのままでいてください。
3. 深呼吸してください。
4. 息を吐きながら,「リラックス」と言って,かかとを床に戻すことによって緊張をゆっくりとほぐしてください。感覚の違いに注目しましょう。

これを2回行い,もう一方のふくらはぎで繰り返しましょう。

膝と上部大腿部の弛緩

1. 片方の脚をまっすぐに伸ばして,腿の筋肉を緊張させてください。
2. 腿が緊張してくるのを感じて,3秒間そのままでいてください。
3. 深呼吸してください。
4. 息を吐きながら,「リラックス」と言って,脚を床に下げながら,緊張をゆっくりとほぐしてください。

これを2回行い,もう一方の大腿部で繰り返しましょう。

腹部の弛緩

1. 呼吸ごとにお腹が膨らんだり,へこんだりするのを観察してください。
2. 深く吸い込んでお腹を緊張させてください(胃の筋肉)。

3. 緊張してくるのを感じて，3秒間そのままでいてください。
4. 深呼吸してください。
5. 息を吐きながら，「リラックス」と言って，お腹の緊張をほぐしてください。

両手の弛緩

1. 約5秒間，片方の手を強く握ってください。
2. 手の感覚に注意を向けて，筋肉が緊張している感覚を調べてください。
3. 深呼吸して，息を吐くときに緊張をゆっくりと段々にほぐして，手を開き，指を開いてください。
4. 弛緩した感じを広げていくのに少し時間をかけましょう。弛緩したときと緊張したときの違いに焦点を当てましょう。

これを2回行い，もう一方の手で繰り返しましょう。

前腕の弛緩

1. 片方の手の平を上にして，きつく握って，そして自分のほうに向けて曲げてください。
2. 緊張してくるのを感じて，3秒間そのままでいてください。
3. 深呼吸してください。
4. 息を吐きながら，「リラックス」と言って，前腕部と手の緊張をほぐしてください。

これを2回行い，もう一方の前腕で繰り返しましょう。

上腕の弛緩

1. 片方の握りこぶしを肩に持っていき，上腕を引き締めてください。

2. 緊張してくるのを感じて，3秒間そのままでいてください。
3. 深呼吸してください。
4. 息を吐きながら，「リラックス」と言って，前腕を弛緩させてこぶしを開きながら，上腕の緊張をほぐしてください。腕全体を完全に弛緩させてください。

これを2回行い，もう一方の上腕で繰り返しましょう。

肩の弛緩

1. 両側の肩甲骨を一緒に引きよせてください（体の中心に向けて）。
2. 背中の上部を横切る筋肉を引き締めてください。
3. 緊張してくるのを感じて，3秒間そのままでいてください。
4. 深呼吸してください。
5. 息を吐きながら，「リラックス」と言って，緊張をほぐし，まるで今まであった重しがとれたかのように，肩甲骨を通常の位置に戻します。

顎と顔の筋肉の弛緩

1. 上下の歯を一緒にくいしばってください。
2. 顎の付け根のほうにある筋肉を緊張させてください。
3. 両側の口角を笑顔のようにきつく張ってください。
4. 鼻にしわを寄せて，きつく目を閉じてください。
5. 顔の中心に向けて顔の筋肉すべてを緊張させてください。
6. 深呼吸してください。
7. 息を吐きながら，「リラックス」と言って，顔と顎の緊張をほぐしてください。

額の弛緩

1. 眉毛を上げて，額と頭を横切る筋肉を緊張させてください。
2. 緊張してくるのを感じて，3秒間そのままでいてください。
3. 深呼吸してください。
4. 息を吐きながら，「リラックス」と言って，緊張をほぐしてください。

全身の筋肉の弛緩

1. 筋肉が頭のてっぺんから弛緩していくことに焦点を当てましょう。
2. 顔を通って，
3. 首と肩の背部を降りていき，
4. 胸とお腹を弛緩させてください。
5. 両腕と両手を弛緩させてください。
6. 次に，腰から臀部を流れ，
7. 大腿部，膝，ふくらはぎを通り，
8. くるぶしと足に至ります。
9. 2，3分間静かに深呼吸を続けましょう。

PMRエクササイズを終える

　2，3秒間頭を空にして，弛緩した感じを体中に広げます。全身をざっと調べて，もしどこかに緊張が残っていても，それは気にしないでおきましょう。

頭の中で3，2，1と逆に数える：

3. 周囲に注意が向いていきます。
2. 両足と両下肢，両手，両腕を動かしましょう。首を回しましょう。
1. さわやかな気分でゆったりとしているのを感じながら，ゆっくりと目を開けてください。

患者にPMRエクササイズについての感想を聞いてください。患者に緊張していると感じたところを書き留めさせます。もし患者がこの課題の後に特定の部位の痛みを報告したら，その筋肉は緊張させないか，その部位は軽く緊張させるだけにするように指示してください。もし患者が求めるようであれば，PMRエクササイズを録音して家で聞けるようにしてもよいでしょう。エクササイズを続けると，患者はリラックスするためにPMRを使うのが段々とうまくなってくるでしょう。PMRは個々の筋肉（例えば，手や前腕，上腕）で行う代わりに，腕や脚というように全体の筋肉を緊張させることで行うことも可能であり，同様の結果が得られるでしょう。

視覚イメージ法

このセッションの後半では，患者に視覚イメージ法を指導します。次の会話がこの技術を導入するのに使えるでしょう。

> ストレスと緊張は，あなたの想像力を使って，前向きで癒しをもたらすようなイメージに集中することで大きく緩和することができます。この技術の目的は，あなたが自分自身について思いつく，リラックスできるイメージを作り出せるようにすることです。このイメージは，あなたの好きなどんな場面でもよいのですが，あなたが視覚化できる心地よいイメージでなければなりません。例えば，海岸を空想するのが好きな人もいれば，森林の中にいたり，友人と休暇を過ごしていたり，暖かいキッチンでクッキーを焼いていたりするのを空想するのが好きな人もいます。視覚イメージを効果的にするには，練習と集中が必要です。

始める前に2,3分かけて，患者が空想したいイメージについての情報

を集めてください。この本にあるイメージ用紙に患者の答えを記入します。何度も使うことができるように，この用紙はこの本からコピーするか，TreatmentsThatWork™ というウェブサイト（www.oup.com/us/ttw.）からダウンロードすることができます。患者が選んだ場所を想像するのを指導するときに，治療者としてあなたはこの情報を織り込む責任があります。

視覚イメージ法を患者に指導する際には，次の方法を使いましょう。

準　備

呼吸法を練習したときと同じように，椅子にできるだけ楽に座ってください。さて，あなたが選んだイメージに注意を向けましょう。始めるときには，何回か深呼吸をします。

患者が気楽になり，数回深呼吸するのを待ってください。

イメージを描く

あなたが患者が選んだイメージを使って指導を始めるときには，次のような言葉を言ったり提案を行ったりして，患者が積極的にイメージに取り組めるようにしましょう。

- たった今聞こえたことに注意を向けましょう。
- 深呼吸するときに，空気の匂いに注目しましょう。
- あなたの周りにあるものに手を伸ばして触ってみましょう（手にした砂や葉をどのように感じるかに注目しましょう）。
- あなたが空想した場所を旅行するのに通ってきた道を確認しましょう（振り向いて，あなたが歩いた砂浜についた足跡に注目しましょう；ゆっくりと波が満ちてきてその砂を洗い流します）。
- あなたが進むにつれて，あなたはイメージの中に段々深く入り込んで

いきます。
- 戻ってくる前に，あなたの体がどんな感じになっているかに注目しましょう。あなたは次回もこの感じに戻りたいと思うことでしょう。

エクササイズを終える

　2, 3秒間頭を空にして, 弛緩した感じを体中に広げます。全身をざっと調べて，もしどこかに緊張が残っていても，それは気にしないでおきましょう。

頭の中で3, 2, 1と逆に数えます：
3. 周囲に注意が向いていきます。
2. 両足と両下肢，両手，両腕を動かします。首を回しましょう。
1. さわやかな気分でゆったりとしているのを感じながら，ゆっくりと目を開けてください。

宿　　題

　患者と週間行動目標を設定し，次のセッションのためにあなたの週間目標達成用紙に記録してください。患者にはワークブックで対応する章の宿題セクションにある空欄にそれらを書かせてください。

- 患者にワークブックにある漸進的筋弛緩法練習表を使ってPMRを練習させましょう。
- 患者にワークブックにある視覚イメージ練習表を使ってイメージ法を練習させましょう。
- 患者にセッションの最後に設定した週間行動目標を努力して達成するように伝えましょう。

イメージ用紙

下記の空欄にイメージに関する情報を記録しましょう。情景を想像するのに役立つように，具体的に細かく書いてください。

場所：あなたはどこにいたいですか？（例えば，浜辺，森林）
_____
_____

光景：何が見えますか？（例えば，木々，草，太陽，人々，動物たち）
_____
_____

匂い：何の匂いがしますか？（例えば，海，松，花）
_____
_____

音：何が聞こえますか？（例えば，鳥，枝の鳴る音，波）
_____
_____

触感：何が手に触れますか？（例えば，冷たい風，太陽の暖かさ，水）
_____
_____

味：何の味がしますか？（例えば，潮っぽい風，甘いイチゴ，冷たい水）
_____
_____

その他：
_____
_____
_____

第6章

セッション4：
自動思考と疼痛

(ワークブックの第5章に対応する)

必要な資料

- 週間目標達成用紙
- ABC ワークシート

アウトライン

- 宿題を見直す
- 自動思考について説明する
- 思考がどのように感情を導くかについて話し合う
- 感情と疼痛の関係について探る
- 認知の誤りについてのリストを見直す
- ABC モデルを紹介する
- 宿題を設定する

宿題の見直し

患者が自宅でPMRまたは視覚イメージ法を実施する上で難しかったことについて話し合ってください。この時点で患者はどれか1つのリラクゼーション技術が他に比べて好きだと述べるかもしれません（例えば，腹式呼吸）。どれでも気に入った技術を使うように励ましてください。宿題を達成できなかったことに関わる問題を練習して解決するように指示しましょう。週間行動目標を含むそれぞれの目標について，週間目標達成用紙に書き込んで完成させてください。

自動思考

このセッションでは，出来事についての患者の前向きな思考や否定的な思考が，その出来事に対する感情反応を決定し，そしてその感情が疼痛体験を含む身体的な健康に影響する，ということを患者が理解するための基礎を築きます。次の会話は自動思考の概念を紹介するのに使うことができるでしょう。

> 自動思考とは，私たちが何かの情報を得た直後に抱く考えのことです。自動思考は非常に速やかに生じるので，あなたが自動思考に注意を払わない限り，気づくことさえないかもしれません。世の中で起きるすべてのことに，ほんの些細なことにでさえ，自動思考は生じます。例えば，あなたが今日のセッションの後に自宅で友達と一緒に昼食をとる約束をしているとしましょう。あなたが家に帰ってドアに近づいたときに，ドアに張り紙があるのに気づくとします。それについてあなたはどのような自動思考を抱くと思いますか？

友達がキャンセルのメモを残していった，とか，友達は用事ができたけれどすぐに戻ってくるというようなメモを残した，とか，宅配便からのメモだ，などというようなことがすぐに思い浮かぶことでしょう。私たちに生じる自動思考は，私たちが今までの人生で経験したことに影響を受けるということを説明してください。例えば，あなたにあなたをがっかりさせるような友人が多くいるとすれば，そのメモは友達が昼食をキャンセルすることを知らせるものだという自動思考が生じやすいかもしれません。ここで患者の理解を深めるために別の例を挙げます。

　　自動思考は私たちが状況を理解するのに役立ちます。例えば，前の例に戻ってみると，あなたが家に着いたときに，ドアにメモが貼ってある代わりに，朝ドアの鍵を閉めていったのにドアの鍵が開いていたとしましょう。今あなたにはどのような自動思考が生じますか？

誰かが鍵を壊して部屋に入ったのだと考えることでしょう。そのような自動思考は危険な状況に対してあなたを警戒させるので，役に立つものです。

思考と感情

次の段階では，思考がどのように感情を導くかについて患者に説明します。感情がどこから来るのかを本気で考えるのはこれが初めてという人もいるでしょう。自動思考はある目的を持っていますが，否定的で誤った情報に基づいている場合もあるということを説明してください。そのような思考はもっと否定的な思考を引き起こすこともあり，それは私たちの感じ方（情緒的にも身体的にも）と行動の仕方にも影響を及ぼすことがあります。より明確にするために，次の会話を使ってみましょう。

あなたは，あることでとても取り乱してしまい，それについてひどく感情的になってしまったが，その後，起こっていると思っていたことが実際には事実ではなかったというのがわかった，という経験をしたことがあるのではないでしょうか。**ある出来事についてのあなたの考え方が，前向きなものであろうと否定的なものであろうと，その考え方があなたに生じる感情を決定します。否定的な思考は否定的な感情を引き起こし，一方で楽しい感情は楽しいことを考えることで引き起こされるのです。**

もっと具体的にしてわかりやすくするために，思考と感情の関係について話しながら，患者の前で紙の上に出来事の連鎖を描いてもよいでしょう（図6.1）。

この情報を伝えた後で，患者が示した，思考が特定の前向きな感情と否定的な感情を引き起こしたという体験例について2, 3分論評してもよいでしょう。思考の力を示すのに使うことができる例を次に示します。

状況A：車が疾走していてあなたの通行を遮りました。
- あなたはこの運転手についてどう思いますか？
- あなたはどう感じますか？

状況B：さて，あなたは，その運転手の妻が後ろの座席にいて，今にも出産しそうで，彼は彼女を病院に連れて行こうとして急いでいる，ということがわかりました。
- あなたはこの運転手についてどう思いますか？
- この情報はあなたの感じ方を変えましたか？

いったんこの運転手や彼の行動についての考えが変わったら，どのように怒りから心配に感情が変わったかに注目しましょう。

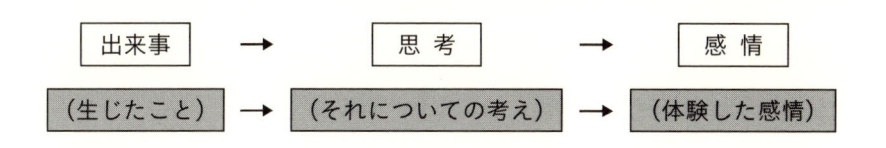

```
出来事    →    思考      →    感情
(生じたこと) → (それについての考え) → (体験した感情)
```

図 6.1 出来事の連鎖

感情と疼痛

　思考が感情を引き起こすということを患者が理解したら，感情と疼痛の関係について探っていきます。研究や臨床からは，否定的な感情（例えば，不安やうつ）と慢性疼痛の結びつきが非常に強いことが示されています。実際，うつは慢性疼痛の体験に共通した重要な要素であり，うつは痛みの訴えを増やし，痛みへの耐性を弱めて，障害を悪化させます。慢性疼痛の治療を求める人たちは，高い割合で抑うつ的です。

　患者に自分の感情と痛みの関係に今まで気づいていたかどうか尋ねてください。患者は，自分が取り乱しているとか，怒っている，落ち込んでいると感じているときには痛みがひどくなる，しかし，楽しい気分のときや気晴らしをしているときには痛みは軽いとか痛みに気づきもしない，ということがわかっていると言うでしょう。この関係についての患者の観察を支持しましょう。もし患者が思考と感情，痛みの関係を理解することができないならば，次の例を使ってみましょう。

1. 人々がよく言うのは，家族や友人と楽しんでいるとき（トランプをしていたり，笑っているとき）には，痛みで悩んでいることを忘れてしまっているということです。あなたはこのことが自分にも当てはまるとは思いませんか？

　　すぐに言うこと：「その人は痛みではなく楽しい時間を過ごすこと

に集中しているのです」

2. 多くのプロスポーツ選手はそんなに痛みを感じることなくプレーをしているということを考えてみてください。あなたはこの選手は何を考え，感じていると思いますか？

   すぐに言うこと：「彼らは自分のことではなく試合に勝つことを考えているのです」

　否定的な思考／感情と痛み（またはこれらの例）の関係についての患者の観察と，第2セッションで考察したゲートコントロール理論を関係づけましょう。否定的な思考／感情がゲートを開き，その結果，痛みの情報がより多く脳に到達する一方で，建設的な思考／感情はゲートを閉め，その結果，痛みが減少するということを患者に思い出させます。感情は痛みに影響し，感情は私たちがどう考えるかによって引き起こされるので，自分の考えが間違っていないことを確かめる必要があります。私たちの否定的な思考が間違っていて，その間違った否定的な思考が否定的な感情を引き起こし，不必要に痛みをひどくしている，ということに気づくことがよくあります。

認知の誤り

　自動思考について簡単に振り返ってください。私たちに起きるあらゆることに対して自動思考が生じ，それら自動思考は感情を生じさせて，その感情を私たちは体験するということを患者に気づかせてください。私たちの感情は私たちに影響を及ぼし，疼痛を悪化させることがあります。問題は，自動思考が信頼できないものであったり，誤った情報に基づいていたりすることです。私たちが痛みをうまく取り扱うためには，否定的感情と

痛みの悪化の原因となる不正確で否定的な思考を見つけられるようになることです。

認知の誤りとは，間違った仮説や誤った概念に基づいて生じる思考のことです。いわゆる「認知を再構成する」方法を用いた，認知の誤りを正す方法を学ぶ前に，最も一般的に生じる思考の誤りのタイプを知ることが役に立ちます。認知の誤りのリストを次の言葉で紹介してください。

　　最初に認知の誤りのタイプを見てみましょう。リストを見ながら，どの誤りがあなたに最も当てはまるかを考えてみてください。私たちは皆このようなやり方で次から次へと考えており，多分これらの考え方のどれかがあなたにもとてもなじみがあることに気づくと思います。

患者とともに認知の誤りのリスト全体を見て，患者に患者または患者の知り合いが過去に行ったことを1つ思い出してもらいます。このようなタイプの誤りを犯すことは非常に一般的であることを強調してください。

認知の誤りのリスト（Burns, 1999 より）

1. 全か無かの思考：物事を全か無かで分類して見ること。例えば，あなたが完璧に行動することができなかったとき，あなたは自分が完全な落ちこぼれであると思う。
2. 過剰な一般化：1つの否定的な出来事を永続的なパターンであると考えること。例えば，1つのことをうまくできなかったとき，自分は何もうまくできないのだと考えてしまう。
3. 精神的なフィルター：1つの否定的で些細な出来事を取り上げてそのことに執着してしまい，その結果，あらゆる現実への見方が暗くなること。例え話としては，一滴インクを垂らしただけでコップの水全体の色が変わってしまうというもの。

4. 建設的なことをだめなことと判定する：建設的な経験を何かの理由をつけて「価値のないことだ」と言い張ることによって，その体験を受け入れないこと。こうして，毎日の経験とは矛盾する否定的な信念を維持しているのかもしれない。
5. 結論に飛ぶ：あなたの結論を支持する明確な事実がないにもかかわらず，ある出来事を否定的に説明すること。
    a. 心を読む：皆があなたを否定するような態度をとっていると勝手に決めつけるとか，他人の行動について他にも理由があるかもしれないとは考えようとしないこと（例えば，他の人が疲れているからとか，その人にとってつらい一日だったからなど）。
    b. 予想の誤り：物事が悪い方に変わるだろうと予想したり，あなたの予測どおりになると確信したりすること。この予想は次にとるあなたの行動に影響して，結局，予想どおりになるかもしれません。
6. 双眼鏡的見方：情報を歪曲してしまって，もはや現実的に状況を見ることができなくなること。
    a. 拡大：物事（例えば，あなたが犯した失敗や，他の人の成果）の重要性を大げさに考えること。
    b. 縮小：物事（例えば，あなたの長所や，他人の短所）を不適切なまでに小さくしていって，それがほんのわずかなことだと思うこと。
7. 破局化する：ある出来事の結果が，極端なそして恐ろしいものになると予測すること。例えば，会う約束をしてもらえないということは，全くの孤独な人生を意味するとか，仕事で失敗するということは，無能なためにクビになり，次の職も決して得られないことを意味すると考える。
8. 感情的な理由づけ：自分が否定的な感情を抱くのは，物事が実際にそうなっているからだと思うこと。「私はそう感じる，だから，事

実に違いない」と考えるようなこと。

9. 「すべき」という言葉：「すべき」とか「すべきでない」という言葉でやる気を起こそうとすること。「しなければならない」と「するのが当然だろう」というのもまた引き金である。このような言葉によって感情の行き着く先は罪責感である。あなたが他の人に向かって「すべき」という言葉を使うのは，あなたが怒っていたり，不満を感じていたり，憤慨しているときである。

10. ラベリングとラベルの貼り間違い：これは過剰な一般化の極端なパターンである。自分の間違いを説明する代わりに，自分自身を否定するようなラベル，すなわち，「私はできそこないだ」「私は愚かだ」というようなラベルを貼ること。また，誰か他の人の行動があなたの感情を逆なでしたとき，その人を否定するラベルを貼ること。すなわち「彼は間抜けだ」と。ラベルの貼り間違いは，濃い色をつけた，感情をいっぱい詰め込んだ言葉で出来事を評することも含む。例えば，「それは全くの大災難だ」「これで私の人生は破滅した」など。

11. 個人的にとらえる：否定的な出来事をあなたの否定的な特性の表れだと考えるとか，実際には元々あなたには責任がなくて外部で起きたよくない出来事の原因を自分自身にあると考えること。例えば，「報告書が上司の机の上に置かれる前に私がその間違いを見つけておくべきだった」「私は運が悪い，私が試合を見るときにはいつもチームが負ける」など。

12. 役に立たない思考：事実かもしれないけれども，過剰に注目しても何の役にも立たないことに注目すること。例えば，「手術の後，膝が以前と同じじゃない」「髪が薄くなり始めている」など。

ABC モデル

患者が否定的な思考を再構成できるようになる前に，まず出来事につい

ての患者の考え方と，その考え方の感情への影響の仕方との関係について把握できるようにする必要があります。これはABCワークシートを使って行います（完成例を図6.2に示します）。空欄の用紙はワークブックにあります。

あなたの説明に沿って，患者にABCワークシートの3つの欄に書き込んでもらいます。

C欄は感情に焦点を当てていますが，思考による身体的および行動的な反応も記録してください。

Aは活性化させる出来事のための欄です（Activating Event）：これは実際に起きているストレスに満ちた状況のことです。
Bは信念のための欄です（Beliefs）：これはあなたが自分自身に語ることです。これはあなたがその状況について抱く思考，考えです。
Cは結果のための欄です（Consequences）：これは活性化させる出来事に応じて生じるあなたの感情や反応です。この反応は感情的なものや身体的なもの，行動的なもの，またはこれら3つのすべてです。

　　例：夜中に痛みで目が覚めたとしましょう。これはA，すなわち活性化させる出来事となります。あなたは思考や信念よりもまず感情に気づくかもしれません。もしそうならC，つまり結果の欄に進んで，あなたが体験している感情を記録します。

　　さて，B，すなわちこの活性化させる出来事に関連して生じる信念と自動思考を見てみましょう。あなたの感情を引き起こす原因となっている痛みの発現によって夜中に目が覚めたことについて，あなたは何を考えますか？

　　よいでしょう，C欄に戻りましょう。あなたの否定的な思考の結果

A. 活性化する出来事 （ストレスを与える状況）	B. 信　念 （自動思考）	C. 結　果 （私の反応）
小包を持ち上げようと腰を曲げると，痛みがとてもひどくなる。	どうして私に？　こんな罰を受けなければいけないようなことを私がしたというの？　ああ，今日もひどい一日になる。	感情面： 落胆と怒り
		身体面： 顔が熱くなって赤くなってきた。
		行動面： 痛みがひどくならないように，ゆっくり歩こう。

図 6.2　ABC ワークシートの例

として生じたと思われる他の感情が思いつきますか？　身体的または行動的な結果についてはどうですか？　あなたの体はどのような感じですか？　あなたはどう行動しますか？

患者に自宅に持ち帰ってもらいたいメッセージは，もし患者が否定的な考えではなくもっと建設的で健康的な考えを保つことができるなら，よくない感情が生じることは減るだろう，というものです。これはまた痛みの減少ももたらします。

宿　題

患者と週間行動目標を設定し，次のセッションのためにあなたの週間目標達成用紙に記録してください。患者にはワークブックで対応する章の宿題セクションにある空欄にそれらを書かせてください。

✎ 患者に ABC ワークシートを使って，これから 1 週間に起きる 3 つの活性化させる出来事に関連した信念と結果を見つけるよう指示して

ください。少なくとも1つは痛みに関係するものであること。
- 患者にセッションの最後に設定した週間行動目標を努力して達成するように伝えましょう。

第7章

セッション5：認知の再構成

（ワークブックの第6章に対応する）

必要な資料

- 週間目標達成用紙
- 思考再構成ワークシート

アウトライン

- 宿題を見直す
- 否定的思考と疼痛のつながりを見直す
- 認知の再構成を教える
- 宿題を設定する

宿題の見直し

　ABCワークシートと週間行動目標を達成する上で難しかったことについて話し合ってください。患者とワークシートを見直し，思考と感情を区別する上での間違いを修正する時間を作ってください。宿題を達成できな

かったことに関わる問題を練習して解決するように指示してください。週間行動目標を含むそれぞれの目標について，週間目標達成用紙に書き込んで完成させてください。

否定的な思考と疼痛

否定的な思考の結果，特に疼痛に関連する思考の結果について簡単に見直すこと。一般的に否定的な思考は疼痛の悪化に関係しますが，特に疼痛に関連した思考は自己効力感や疼痛を取り扱う能力への期待感に悪い影響を及ぼすので，このような思考は疼痛の症状により大きく寄与することになります。患者に疼痛についての考え方について尋ねてみてください。

痛みに反応して次のような考えを抱いたときのことを思い出せるのではありませんか？

- 私は痛みに対処できない
- 私は痛みのために死んでしまうかもしれない
- この痛みには耐えられない
- 私は痛みのために何もすることができない
- 私は痛みに負けてしまいそうだ
- 私は何もうまくできない

ABC モデルを使うと，あなたはこのような思考をしたときに，どのような情緒的な結果（感情）を体験することになりますか？ あなたがこのように考えたとき，あなたはどのように感じたり，行動したりしますか？ それはあなたの痛みにどのように影響しますか？

患者には，建設的な出来事であろうが，否定的な出来事であろうが，そ

れについての思考がまさに，体験する感情を決定するということを強調してください。患者の健康や疼痛に影響する不必要な苦悩を避けるために，否定的な思考を発見してより建設的な思考に変えていくことを患者は学びます。

思考の再構成法

次に思考再構成ワークシートを使って，認知の再構成の手順に患者を進めます。認知の再構成では，否定的な感情を引き起こす非適応的な思考を認識して，より適応的な思考に置き換えていくことで，身体的なそして行動的な結果とともに否定的な感情を変えることを患者は学びます。

患者と次のステップに従って進んでいきます。

1. 患者に否定的な感情をもたらした最近のストレスに満ちた状況を思い出してもらい，それを最初の欄に記録させます。（これは先週の宿題で完成させた患者のABCワークシートの中から1つを取り上げても構いません）
2. 患者にそのときに生じた感情（例えば，不安や失望感，怒り，悲しみ，抑うつ）を表現させて記録させ，感情を0％から100％で評点させてください。
3. 患者に感情を引き起こした思考（信念）を書き留めさせてください。「思考」と「感情」を構成するものの区別がつかないことが多いので，この2つの違いについての説明に少し時間を割く必要があるかもしれません。
4. 思考の記載に注意を払ってください。患者の思考には記載した状況に特異的に関連するものもあるかもしれませんし，認知の誤りに基づいたより一般的な自動思考であることもあるかもしれません（例えば，「私は何事も決してうまくできない」「私の人生はみじめだ」）。

5. 患者と一緒に思考を評価してください。
    - その思考が正しいとする証拠（事実）を探します。
    - その思考は正しくないかもしれないとする証拠（事実）を見つけ出します。
6. もし否定的な思考が全面的に正しいわけではないことを示唆する証拠があったら，事実と証拠にもっと一致する，前向きに対処しようとする思考を患者が書き留められるよう手助けしてください。（例えば，「私は自分の痛みをコントロールするのに役立つちょっとすごい技術を学んでいる」「私が楽しむのを痛みには邪魔させない」）
7. 前向きに対処する思考と比べて，元々の否定的な思考を繰り返しているときに生じる感情はどのようなものかについて患者に尋ねてください。もし患者がその状況で前向きに対処する思考を抱いていたら，どのような感情が生じたでしょうか？ 前向きに対処する思考を繰り返すことで，患者の身体的な反応や行動はどのような影響を受けるでしょうか？ 患者に感情を0％から100％で評点させてください。元々の感情の点数と変わったでしょうか？

次の例(図7.1と図7.2)または患者のABCワークシートから引用して，患者と一緒に認知の再構成の練習を続けてください。

宿　題

患者と週間行動目標を設定し，次のセッションのためにあなたの週間目標達成用紙に記録してください。患者にはワークブックで対応する章の宿題セクションにある空欄にそれらを書かせてください。

    ✎ 患者に思考再構成ワークシートを使って，これからの1週間に起きる3つの思考について，認知を再構成する練習をさせてください。

思考の1つは痛みに特化したものであること。
- 患者にセッションの最後に設定した週間行動目標を努力して達成するように伝えましょう。

状況	感情	自動思考	支持する証拠	否定する証拠	前向きな対処の思考	感情
不快な感情を引きこした出来事を記載すること	悲しみ、怒り、などを特定して、その感情を0%から100%で評点すること	感情に先立って生じた自動思考を書くこと	この思考が正しいとする証拠は何ですか？	この思考が間違っているという証拠は何ですか？	自動思考に代わって他に自分に言えることは何ですか？	感情を0%から100%でもう一度評点すること
忙しい日に痛みが再燃した。	うつ60% がっかり50%	私は痛みに対処できない。そして私の人生はみじめだ。	今日はあまりにもひどかった。私は打ちのめされた気分で、仕事がうまくできなかった。	痛みが出るまで数日間忙しかった。その前は私は痛みをうまく処理することができて、責任も十分に果たせていた。私の人生は非常に生産的だ。私の人生はすべてが悪いわけではない（すばらしい家族もいる）。	毎日が忙しいわけではなくて、よい日もある。ここ数日忙しかったときは痛みがあったが、今は元気になっている。	うつ25% がっかり30%

図7.1 痛みに特化した状況に対する思考再構成ワークシートの記入例

思考の1つは痛みに特化していて、人生は一般的にみじめであるという自動思考を引き起こしている。
この認知の誤りによって、患者は彼の人生の前向きな部分を割り引いてしまっている。

第7章 セッション5：認知の再構成　77

状　況	感　情	自動思考	支持する証拠	否定する証拠	前向きな対処の思考	感　情
不快な感情を引き起こした出来事を記載すること	悲しみ、怒り、などを特定して、その感情を0%から100%で評点すること	感情に先立って生じた自動思考を書くこと	この思考が正しいとする証拠は何ですか？	この思考が間違っているという証拠は何ですか？	自動思考に代わって他に自分に言えることは何ですか？	感情を0%からもう一度評点すること 100%でもう一度評点すること
食料品店に向かっているときに、誰かのろすな人の背中にぶつかった。	怒り50%むかっ70%	こんなことがいつも私には起きる。私はここにずっといっていけないのか。本当に身勝手な人たちばかり。	私がこのあいだここに来たときにも後ろにいたのろまな人がぶつかってきた。	私は非常に素早く歩くことが多い。私がずっとここにいるのではない。その人は多分ぶつかっているそうしているわけではないだろう。	5分の遅刻であわてる必要はない。雑誌の表紙でも読んで時間を潰そう。どうにせよ家ではこうして時間を無駄にしているのだから。	怒り20% むかっ25%

この例では、この人に一般に人々は身勝手であるという自動思考が生じている。
この認知の誤りがこの状況での感情を激しくさせている。

図7.2 一般的なストレスに満ちた状況に対する思考再構成ワークシートの記入例

第8章

セッション6：
ストレスマネージメント

（ワークブックの第7章に対応する）

必要な資料

- 週間目標達成用紙

アウトライン

- 宿題を見直す
- ストレスを定義する
- 「闘争か逃走」の反応を説明する
- 一般的なストレスの原因を見直す
- ストレスと疼痛の関係を話し合う
- ストレスを減らす方法を調べる
- 宿題を設定する

宿題の見直し

思考再構成ワークシートと週間行動目標を達成する上で難しかったこと

について話し合ってください。患者とワークシートを見直す時間を持ってください。宿題を達成できなかったことに関わる問題を練習して解決するように指示してください。週間行動目標を含むそれぞれの目標について，週間目標達成用紙に書き込んで完成させてください。

ストレスとは何か？

　ストレスの基本的な定義を伝えることから始めましょう。「ベル型カーブ」（図8.1）を用いて，覚醒度と行動の関係を説明します。ストレスについて話し合うのに次の会話を使ってください。

　　人生で重大な出来事（健康問題，出産，または新しい人間関係）が起こるたびに，私たちはいろいろとやりくりして適応するために変化しなければならないことがあります。締め切りや競争，対決というような出来事は，特に私たちに勝ち目があるときには，熱意や興奮という感覚をもたらすかもしれません。そのような挑戦に立ち向かおうとするときにあなたが感じる覚醒は健康的なものと考えられます。
　　しかし，ある状況または出来事が自分を圧倒するような，自分の対応能力を超えるような，そして自分の幸福を脅かすようなものであると知覚されるなら，それは「ストレスをもたらすもの」とみなされます。ストレスは疲弊や疲労，抑うつという感情をもたらし，続いて頭痛や胃痛，発疹，不眠，潰瘍，高血圧，心疾患，脳卒中を引き起こすかもしれません。ストレスはまた仕事効率や人間関係にも影響を及ぼすでしょう。

　患者に自分自身の生活でよいストレスと不健康なストレスの違いに気づいていたかどうかを尋ねてください。その違いは，ストレスを引き起こす出来事そのものにではなく，出来事へのその人の反応の仕方に基づくこと

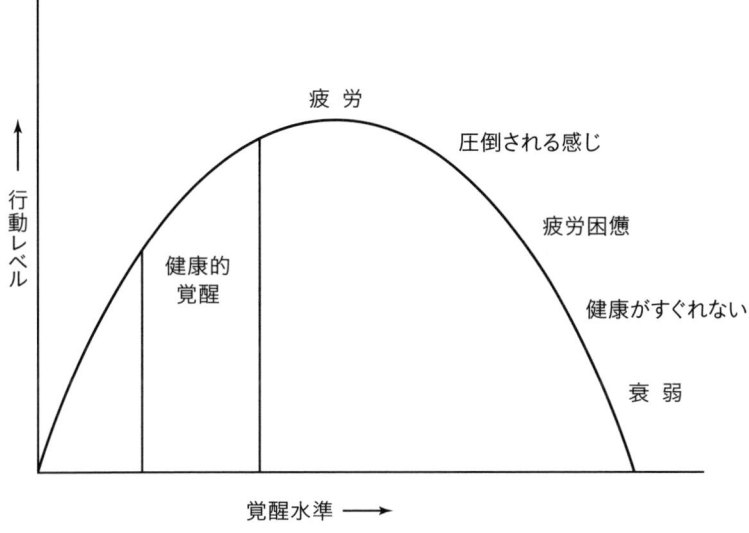

図8.1 覚醒水準と行動レベル

を強調してください。同じ状況でも，ある人は健康的なレベルの覚醒を感じるかもしれないし，他の人は「神経をすり減らすもの」と感じるかもしれません。

闘争か逃走の反応

患者に，ストレスは「闘争か逃走」の反応と呼ばれる，私たちの体にある原始的なシステムに関係していることを説明します。このように呼ばれるのは，そのシステムは戦うにしても危険から逃げるにしても，強さとエネルギーを供給するからです。このシステムが活性化されるときに生じる体の変化には次のようなものがあります。

- 心拍数と血圧の上昇（筋肉や脳，心臓に多くの血液を供給するため）
- 速い呼吸（より多くの酸素を得るため）

- 筋肉の緊張（走るというような行動を準備するため）
- 警戒感や感覚器官の感受性の増強（状況を判断して素早く行動するため）
- 脳と心臓，筋肉への血流量の増加（危険を取り扱うのに最も重要な器官）
- 皮膚と消化管，腎臓，肝臓への血流の低下（危険なときには必要性が最も低い）
- 血糖や脂肪，コレステロールの上昇（予備のエネルギーとして）
- 血小板や血液凝固因子の上昇（受傷した場合の出血を予防するため）

このシステムは過去には状況に適したものでしたが（例えば，私たちの先祖が猟をするのに役立った），今日では必ずしも適したものではありません。事実，このシステムのスイッチが長期間入っていると，体に有害な効果をもたらします（例えば，免疫機能の低下や心疾患）。

一般的なストレスの原因

ストレスとその影響を概観した後で，患者が生活上のストレスの原因を見つけることができるように手助けします。表8.1と表8.2に，ストレスの外的および内的な原因となり得るものを示してあります。これらの表を見ながら，患者にとってのストレスの原因があるかどうかを尋ねてください。

表8.1 外的なストレス

タイプ	例
物理的な環境	騒音，明るい電灯，暑さ，狭い空間
社交的なもの	他の人による無礼さや横柄さ，攻撃性
組織的なもの	規則や規制，「お役所的な対応」，締め切り
人生の重大な出来事	身内の死，失業，昇進，子供の誕生
日々のわずらわしいこと	通学・通勤，鍵の置き忘れ，機械の故障

表8.2　内的なストレス

タイプ	例
生活様式によるもの	カフェイン，睡眠不足，過密スケジュール，不健康なダイエット
否定的なセルフトーク	悲観的な考え，自己批判，過剰な分析
心の罠	非現実的な期待，物事を個人的に受けとること，全か無かの思考，誇張，柔軟性のない思考
ストレスフルな性格特徴	完璧主義，仕事中毒，相手を喜ばせなければならないという思い

ストレスと疼痛の関係

ストレスと疼痛の関係に移ります。疼痛とストレスが互いにどのように増強し合うかを強調してください。

疼痛はストレスを引き起こす

このセッションの最初に示したストレスの定義に基づくと，要求されていることが自分の対処能力を超えていると患者が考えたときだけ，疼痛感覚と慢性疼痛に関係する体験すべて（例えば，能力障害，失業，夫婦間の問題）がストレスに満ちたものとしてとらえられます。しかし，慢性疼痛を有する人の多くは，疼痛自体が生活上のストレスの主な原因であると考えています。

ストレスは疼痛を引き起こす

ストレスは，対処能力の限界や，低い自己効力感，乏しい問題解決技術を患者が認識することに関係しています。これらの因子は疼痛を強める抑うつや否定的な気分の原因ともなります。これらは自分で痛みをうまく処理しようとする意欲も低下させるでしょう。そのような人は，他者（例えば，医師）に依存しがちになり，治療薬の処方や痛みを緩和する何らかの

介入を期待するようになるでしょう。疼痛をコントロールできないという感覚はストレスレベルを引き上げ，続いて疼痛を強めることになります。

　患者の生活でストレスと疼痛がどのように互いに影響しているかについて患者と手短に話し合ってください。例えば，最近のストレスに満ちた出来事を思い出させ，その出来事が疼痛レベルにどのように影響したかを話し合いましょう。

ストレスを減少させる方法

　ストレスと疼痛に関係があるなら，ストレスの原因とストレスを減少させる方法に気づくことが重要になります。患者がいくつかのことを変えることが，ストレスをうまく処理するのに役立つことがあります。

生活習慣を変える

- カフェイン（コーヒー，お茶，コーラ，チョコレート）摂取量を減らす
- バランスのよい食事を維持して，ジャンクフードの消費を減らす
- ゆっくり食べ，一定の間隔で食事をとる
- 定期的に運動する（少なくとも週に3回30分）
- 適度な睡眠をとる（自分にはどれぐらい睡眠が必要かをはっきりさせる）
- 休憩や娯楽の時間をとる（毎日自分自身のために何かをする）
- リラクゼーションをする（例えば，呼吸法やイメージ法，PMR）

　患者の生活習慣の中で変えたほうがよいと思われるものについて患者と話し合い，変化を起こす上での問題点を解決すること。

状況への取り組み方を変える
- 時間や金銭の管理の仕方
- 自己主張の仕方（第11章参照）
- 問題解決の技術

　患者にこれらの点で問題があるかを尋ねること。患者と一緒にこれらの技術をどうすれば獲得できるかについて検討すること。

考え方を変える
- 現実的な期待を持つ（期待が現実的なものであればあるほど，人生はより扱いやすくなる）
- ユーモアの感覚を持ち続ける（ユーモアを見出すことができると，状況を明るくするのに役に立つ）
- 支援体制を持つ（誰かと話す，あなたの考えを書き留める）
- 物事のよい面に注目する（まだ半分か，もう半分かの違い）
- 認知再構成技術を用いて否定的な思考に挑戦する（第7章参照）

　これらの考え方の中でどれが患者にとって最も改善を要するものなのかを尋ねましょう。これらの戦略を使って，最近のまたはこれから起きる状況について考え直すように患者を励ましてください。

宿　題

　患者と週間行動目標を設定し，次のセッションのためにあなたの週間目標達成用紙に記録してください。患者にはワークブックで対応する章の宿題セクションにある空欄にそれらを書かせてください。

　✎ 患者に生活上の外的なストレス因と内的なストレス因を見つけるよ

うに指示してください。それらをワークブックにある表に記録させてください。
- 患者にストレスを減少させるために変えたいと思うことを選ばせて，ワークブックにある私の生活の変化用紙に記録させましょう。
- 患者にセッションの最後に設定した週間行動目標を努力して達成するように伝えましょう。

第9章

セッション7：
時間に基づいたペース配分

(ワークブックの第8章に対応する)

必要な資料

- 週間目標達成用紙
- 活動ペース配分ワークシート

アウトライン

- 宿題を見直す
- 時間に基づいたペース配分を紹介する
- 適切なペース配分の手順を教える
- ペース配分の技法を話し合う
- 宿題を設定する

宿題の見直し

　宿題と週間行動目標を達成する上で難しかったことについて話し合ってください。患者とワークシートを見直す時間を持ってください。宿題を達

成できなかったことに関わる問題を練習して解決するように指示してください。週間行動目標を含むそれぞれの目標について，週間目標達成用紙に書き込んで完成させてください。

時間に基づいたペース配分

　仕事を始めると，それが完成するまでなかなか作業を止められない人がいます。そのような人は，疼痛が始まってもノンストップでその作業を続けます。痛みがあっても「仕事をやり通そう」とする結果，痛みのレベルはどんどん高くなっていきます。結局は痛みがひどくなってしまい，また働けるようになるまで何日間か休養を延長しなければならなくなります。いったん疼痛が緩和すると，その人は無駄にした時間を取り戻すためにさらに一生懸命働かなければならないと思うかもしれません。その人はその日の「しなければならない」リストのすべてを行い，結局，後になって何日間かもっとひどい痛みに見舞われることになります。この仕事と痛みと休養のサイクルは，慢性疼痛を有する人には非常によく見られるものです（図 9.1）。

　このサイクルを打ち破る方法の 1 つが，時間に基づいたペース配分法と呼ばれるものです。時間に基づいたペース配分というのは，仕事がどれぐらいできたかではなく，時間の間隔に基づいて活動を中止するという方法です（図 9.2）。

　これがどのように作用するかをはっきりさせるために，次の例を用いてみましょう。

　　　例えば，あなたがこの週末に寝室のペンキ塗りをすることに決めたとします。あなたはやり過ぎたくないので，部屋の半分が塗り終わったら休憩をとるというペース配分をすることにしました。さて，あなたが思っていたよりも作業に時間がかかってしまったとします。部屋

第9章　セッション7：時間に基づいたペース配分　89

痛み‐休養サイクル

患者は痛みがあっても
「仕事をやり通そう」
とする

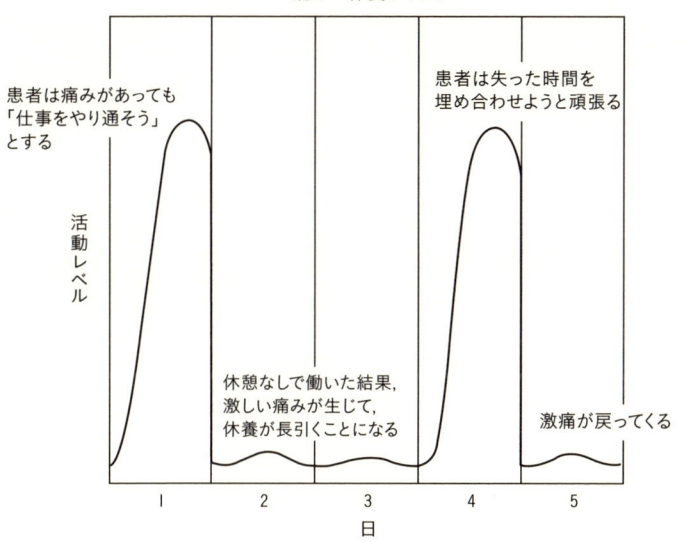

患者は失った時間を
埋め合わせようと頑張る

活動レベル

休憩なしで働いた結果，
激しい痛みが生じて，
休養が長引くことになる

激痛が戻ってくる

1　2　3　4　5
日

図 9.1　痛み‐休養サイクルのグラフ

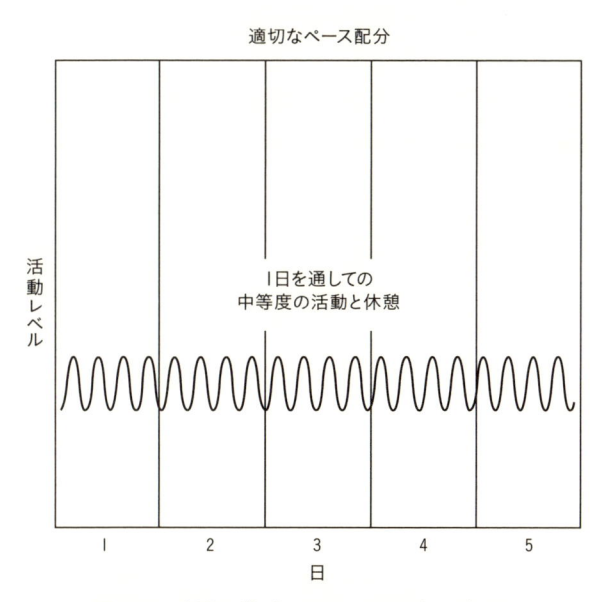

適切なペース配分

活動レベル

1日を通しての
中等度の活動と休憩

1　2　3　4　5
日

図 9.2　時間に基づいたペース配分のグラフ

の半分が終わったときにはすでに何時間も経っていて，あなたは疲れ切っており，痛みもひどくなっています。もしあなたが仕事の完成度よりも，活動に使う時間量によってペース配分をしていたとしたら（例えば，20分ごとに休息をとって疼痛が始まらないようにする），あなたは疼痛が始まるのを避けることができたかもしれません。

「ゆっくりやる」余裕がないと考えているために，ペース配分をしたがらない人もいます。患者に痛みが始まる前に（痛みがひどくなった後ではなく）休憩をとることによって，活動にもっと早く戻ることができ，実際にはもっと多くのことができると説明します。痛みよりも時間を指標として用いることにより，痛みの再燃は起こらなくなるので，痛みからの回復に長期間の休養を必要としなくなります。次の例は，患者にペース配分の価値を確信させるのに役立つかもしれません。

　例えば，プロの運動選手（例えば，バスケットボール，ホッケー，フットボール）は最高の状態でプレーをするためにサイドラインで定期的に飲水のための休憩をとっています。彼らのコーチは，疲れ切るまでゲームを続けさせてしまったら，選手は最高のパフォーマンスができなくなってしまうということを知っているのです。同じことがあなたにも当てはまるはずです。

患者とペース配分するのに問題があるかどうか話し合うこと。休憩をとらないことによる結果と，時間に基づいたペース配分に伴う生産性の向上を強調してください。

時間に基づいたペース配分へのステップ

これからの1週間でペース配分できそうな活動を2，3，患者と決めて

ください。次のステップで活動ペース配分ワークシートを紹介してください。図9.3にワークシートを完成させた例を示します。空欄のコピーはワークブックに載っています。

1. あなたが毎日普通に行っている仕事で，あなたの痛みを強めるものを見つけ出しましょう。あるいは，あなたが今週計画していることで，痛みを強めるかもしれないと思って心配していることがありますか？　それをワークシートの活動欄に書いてください。
2. 痛みを再燃させずにその仕事を問題なく続けられる時間はどれぐらいかを考えてみましょう。これをあなたの「活動」時間とします。時間の長さは痛みが始まるよりも2，3分短くすべきです。ワークシートの活動欄の隣にある目標欄に，あなたの「活動」時間を書いてください。
3. 痛みが再燃するのを避けるのに必要な，活動を再開するまでの休憩時間を考えてみましょう。これを「休憩」時間と呼ぶことにします。ワークシートの活動欄の隣にある目標欄にそれを書いてください。
4. 毎日，活動したときに，活動ペース配分ワークシートに実際の「活動」時間と「休憩」時間を記録してください。

　できれば，同じことを痛みを強くする他の2つの仕事に関してもやってもらいましょう。ただし，異なったタイプの活動には異なった活動／休憩スケジュールが必要となることを忘れないでください。最初に見積もった時間が必ずしも適切とは限らないので，進めるに従ってスケジュールを調整していく必要があるかもしれないと患者には念を押しておきましょう。もし痛みが再燃したら，最初は活動を半分のレベルに下げて3日かけて前の活動レベルに戻していくべきです。患者には活動／休憩スケジュールを他の活動にも広げていき，ゆっくりと活動時間を増やしていくように勧めてください。調子がいいとか痛みがないと感じたときでも時間ペース配分

技術の練習を止めるべきではないことを強調してください。ペース配分法を疼痛を減少させるのに効果的な戦略にするためには，ペース配分に一貫性を持たせる必要があります。

ペース配分技法

セッションの終わりに，患者とともにいくつかの一般的なペース配分技法を見直してください。

- 活動とその活動をどのように行うかについての意識を持ち続けること
- 急かせるような，そしてぎっしりと詰まった活動スケジュールは避けること
- 計画：週間カレンダーを作成し，1週間を通して活動を均等に散らばらせること
- 融通の利くような毎日のスケジュールを作成すること
- 活動に優先順位をつけること
- 活動の適度な総量を目標として設定すること
- 痛みに応じて活動を終了するよりはむしろ，時間に応じて活動を終了する方法を用いること
- リラクゼーション法や他の疼痛対処戦略を使うこと

患者と現在の活動計画とペース配分の仕方について話し合い，活動計画とペース配分によって患者のライフスタイルを改善できる方法があれば，それをすべて見直しましょう。職場や家庭で計画した休憩時間に漸進的筋弛緩法や深呼吸，視覚イメージ法のミニセッションを併せて取り入れるというアイデアを提案してください。

宿　題

　患者と週間行動目標を設定し，次のセッションのためにあなたの週間目標達成用紙に記録してください。患者にはワークブックで対応する章の宿題セクションにある空欄にそれらを書かせてください。

- 活動ペース配分ワークシートを用いて，患者にいくつかの活動に対して時間に基づいたペース配分法を練習させましょう。
- 患者にセッションの最後に設定した週間行動目標を努力して達成するように伝えましょう。

活動ペース配分ワークシート

活　動	目　標	1日目	2日目	3日目	4日目	5日目	6日目	7日目
散歩	活動： 7分 休憩： 10分	活動： 4分 休憩： 15分	活動： 5分 休憩： 15分	活動： 9分 休憩： 12分	活動： 5分 休憩： 12分	活動： 6分 休憩： 12分	活動： 7分 休憩： 12分	活動： 7分 休憩： 10分
	活動： 休憩：	活動： 休憩：	活動： 休憩：	活動： 休憩：	活動： 休憩：	活動： 休憩：	活動： 休憩：	活動： 休憩：
	活動： 休憩：	活動： 休憩：	活動： 休憩：	活動： 休憩：	活動： 休憩：	活動： 休憩：	活動： 休憩：	活動： 休憩：
	活動： 休憩：	活動： 休憩：	活動： 休憩：	活動： 休憩：	活動： 休憩：	活動： 休憩：	活動： 休憩：	活動： 休憩：
	活動： 休憩：	活動： 休憩：	活動： 休憩：	活動： 休憩：	活動： 休憩：	活動： 休憩：	活動： 休憩：	活動： 休憩：

図 9.3

第10章

セッション8：
楽しい活動の予定を立てる

（ワークブックの第9章に対応する）

必要な資料

- 週間目標達成用紙
- 楽しい活動のリスト
- 楽しい活動予定ワークシート

アウトライン

- 宿題を見直す
- 楽しい活動を見つけ出す
- 楽しい活動の予定を立てる
- 宿題を設定する

宿題の見直し

　活動配分に関する宿題と週間行動目標を達成する上で難しかったことについて話し合ってください。患者とワークシートを見直す時間を持ってく

ださい。宿題を達成できなかったことに関わる問題を練習して解決するように指示してください。週間行動目標を含むそれぞれの目標について，週間目標達成用紙に書き込んで完成させてください。

楽しい活動の予定を立てる

　痛みの体験は活動性の低下や社会的引きこもりに関係している可能性があります。これらは体の構造上の病理に関連した身体の可動制限や，身体的障害があるので活動すると必ず痛みが生じるという患者の信念に基づいているのかもしれません。あるいは，これらは，疼痛についての質問（「あなたは痛いようには見えない，どこが悪いの？」）に答えたくないとか，恥ずかしいという気持ち，活動が限られた状態に不満があるというような理由のために，自分で課していることかもしれません。その結果，患者は孤立し，かつては最も楽しいと思っていたことも止めてしまっているかもしれません。また，行いたいと思うような活動や建設的な社会的状況から一度離れてしまうと，患者は抑うつ的になりやすく，それがまた障害と疼痛体験の一因となるでしょう。
　このようなことが起きないようにする上で役立つのは，1週間を通して行う楽しい活動の数を増やすようにしていくことです。患者の生活にもっと前向きな活動を導入することは，否定的な思考と感情を減少させ，全体の活動レベルを上げ，疼痛を弱めるのに役立つでしょう。最初のステップは，患者が始めたいと思うことを見つけ出すことです。次のステップは，患者がその週にそれらの活動の予定を立てるのを手伝うことです。

楽しい活動を選ぶ

　楽しい活動を見つけ出すことは思ったよりも難しく，患者が長期間にわたって痛みを抱えていて，楽しいことを行う習慣がなくなってしまってい

る場合は特にそうです。その他には，やりたい活動を見つけたとしても，患者は痛みに関連した身体的な病気や正常な加齢による変化のために活動ができないことがあります。例えば，背中と肩に損傷のある老紳士が，20歳代から行っていないような，ボーリングチームに入りたいとか，200パウンドのベンチプレスをしたい，ゴルフで18ホール回りたいと言うかもしれません。患者が達成可能な現実的な目標を設定できるようにしましょう。若かったときにできた活動は必ずしもできないかもしれませんが，そのような活動に参加する別の方法があることも多いのです。例えば，ゴルフで18ホール回ることはできないかもしれませんが，パッティング用グリーンでパッティングはできるかもしれないし，スリーコース料理を作

楽しい活動リスト

1. 趣味を持つ
2. リラックスする
3. 運動する
4. 読書する
5. 観光する
6. 音楽を聴く
7. 友達と時間を過ごす
8. スポーツをするか，観る
9. 掃除をする
10. デートに行く
11. 旅行する
12. 料理する
13. 前向きなことを考える
14. 踊る
15. 自然を楽しむ
16. ゲームをする
17. 食べる
18. 修理する
19. 家族を集める
20. 書き物をする
21. 音楽を演奏する
22. 演劇や講演に行く
23. 新しいことを学ぶ
24. 体をケアする
25. 買い物に行く
26. 冗談を言う
27. 動物と遊ぶ
28. 講義を受ける
29. 気ままに過ごす
30. 博物館に行く
31. 電話で話す
32. 客をもてなす
33. 物を収集する
34. 散歩に行く
35. いい思い出を考える
36. 子供たちが遊ぶのを見る
37. 歌を歌う
38. 何かを組織する
39. パーティーや催し物に出かける
40. 将来の計画を立てる
41. クラブに参加する
42. 着飾る
43. 空想する
44. 写真を撮ったり，見たりする
45. 芸術活動や手作業をする
46. 教える
47. 問題やパズル，クロスワードを解く
48. ボランティアをする
49. 宗教活動をする
50. 議論をする

ことはできないかもしれませんが，誰かに料理を教えることはできるかもしれません。

　活動は，少し前まで行っていてまた始めたいと思っていることや，しばらくの間行っていなかったこと，今まで行ったことはないがいつもしたいと思っていたこと，もっと頻回に行いたいと思っていることでもよいでしょう．もし患者ができそうな活動を思い起こすのが難しければ，思いつくために楽しい活動リストを検討させましょう．思いついた活動についてさらに検討して必要に応じて修正します．肉体的に頑張らないといけないような楽しい活動をどのようにペース配分するかを話し合ってください．

楽しい活動を予定に組み込む

　患者が実際に活動する可能性を高める方法は，その活動を週間予定に組み込むことです．そうしないと，患者は先延ばしにして，結局次の週までにその活動はしないということになります．例えば，患者が楽しい活動として新しい本を読むと決めたら，患者が読みたいと思っているのはどのような本であって，どこで見つけられるか，あるいは，結局は読書をしなくなってしまうような障壁が何かあるかなど，詳細に患者と話し合いましょう．宿題が何か楽しいことであっても，先延ばしにするとか回避することが，宿題を完成させていく上での妨げになるのです．

　患者にその1週間分の楽しい活動を把握させるために楽しい活動予定ワークシートを使わせてください．これは選んだ活動を行うという約束を守らせ，活動を成し遂げたという達成感を感じさせるのに役立ちます．

宿　　題

　患者と週間行動目標を設定し，次のセッションのためにあなたの週間目標達成用紙に記録してください．患者にはワークブックで対応する章の宿

題セクションにある空欄にそれらを書かせてください。

- 患者に楽しい活動予定ワークシートを使って，その週の楽しい活動を少なくとも2つ予定させましょう。
- 患者にセッションの最後に設定した週間行動目標を努力して達成するように伝えましょう。
- どんなに楽しいことでも，ペース配分が重要であると念を押してください。

第11章

セッション9：怒りの管理

（ワークブックの第10章に対応する）

必要な資料

- 週間目標達成用紙
- 思考再構成ワークシート

アウトライン

- 宿題を見直す
- 怒りを定義する
- 怒りと疼痛の関係を話し合う
- 怒りの管理方法を教える
- 反応スタイルについて話し合い，自己主張的反応を紹介する
- 宿題を設定する

宿題の見直し

患者が楽しい活動をするように予定した宿題と週間行動目標を達成する

上で難しかったことについて話し合ってください。宿題を達成できなかったことに関わる問題を練習して解決するように指示してください。週間行動目標を含むそれぞれの目標について，週間目標達成用紙に書き込んで完成させてください。

怒りとは何か？

　怒りは，私たちの誰にでも時々生じる自然な感情反応であることを説明します。ちょっとしたイライラから猛烈な激怒まで，幅のある感情です。怒りの体験は，起こる出来事をどう考えるかに関係しています。怒りは心拍数の増加や血圧の上昇，アドレナリンの放出など（第8章で考察した「闘争か逃走か」の反応を思い出すこと），身体的な変化を引き起こします。このような変化には筋緊張や赤面のように，実際に私たちが感じることのできる変化もあります。怒りは私たちが脅威を感じているときに生じるもので，私たちに攻撃の準備や自分を守る準備をさせるための適応的な反応です。怒りはまた大声を出したり，脅したり，構えたり，攻撃したりというような行動の変化をもたらすこともあります。

　患者には，怒りは自然の反応だがコントロールの下に置いておくことが大事であると話してください。怒りが野放しにされると，怒りは怒りを焚きつけ，さらに激しい怒りを引き起こします。怒っているときにはしっかりと考えられなくなり，普段は言わないようなことを言ってしまうことも多く，怒りがなくなり冷静になって考えが自制内の穏やかなものになると後悔することになります。加えて，怒りが長引くと心理的ストレス要因となり，痛みの体験を含む，体に悪い影響を引き起こします。図11.1は怒りの連鎖反応を患者に説明するのに役に立つでしょう。

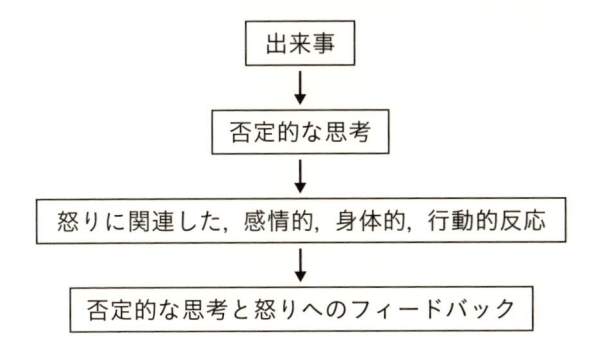

```
    ┌──────────────┐
    │   出来事      │
    └──────┬───────┘
           ↓
    ┌──────────────┐
    │  否定的な思考  │
    └──────┬───────┘
           ↓
┌─────────────────────────────────┐
│ 怒りに関連した，感情的，身体的，行動的反応 │
└─────────────┬───────────────────┘
              ↓
┌─────────────────────────────────┐
│ 否定的な思考と怒りへのフィードバック    │
└─────────────────────────────────┘
```

図 11.1 怒りの連鎖反応

怒りと疼痛

　慢性疼痛のある人は，しばしば実際に怒っているときには痛みがひどくなると言います。これにはいくつかの理由が考えられます。第1に，怒りは筋緊張を強めることが多く，特に筋緊張が疼痛に影響されている部位であると，筋緊張の増強は痛みの増強を引き起こすと思われます。第2に，ある状況に関連した否定的な思考や感情を体験すると，痛みと痛みに関連した問題も含む生活上の否定的な事柄すべてに注目するようになります。先に考察したゲートコントロール理論で考えると，怒りは痛みの門を開けることになり，痛みに関する情報をさらに脳に伝えます。痛みが怒りの閾値を低下させる人たちもいて，その結果，ちょっとしたイライラやストレスが大きくなって怒りの感情の引き金を引くことになります。次の質問はこの話し合いに患者を引き入れるのに役立つでしょう。

- 痛みがあるとき，あなたはイライラしやすくなるとか，怒りが生じやすくなっているのがわかりますか？
- 怒りがあるとき，痛みがひどくなる感じがしますか？

怒りの管理

怒りと疼痛の関係について話し合ったので，次の目標は，あなたの患者に怒りをコントロールの下に置く方法を教えることです。患者と検討すべき3つの重要なステップがあります。すなわち，気づきを身につけること，内的な反応を修正すること，自己主張的な反応をすること，の3つです。

ステップ1：気づきを身につける

周囲の状況への気づき

あなたの周囲にある，以下のような怒りの引き金に気づきましょう。

- 言語的／身体的虐待または皮肉（例えば，あなたに何を言うとあなたが怒るかを知っている人はいますか？）
- イライラさせるものや癇に障るもの（例えば，過剰な雑音や，妨害，ちょっとした事故）
- 一般的な不満（例えば，邪魔されるとか，阻止される，失望させられる）
- 不公正の知覚（例えば，あなたが不公平に扱われていると感じる）

体への気づき

自分が怒り始めている兆候として感じられる体の生理的な変化，例えば，心拍数や筋緊張，握りこぶしを作る，歯を食いしばる，顔が赤くなったり温かくなったりする，などに気づきましょう。

行動への気づき

例えば，行ったり来たりするとか，体が硬直するというような行動の変化に気づきましょう。怒ったときのあなたのふるまい方が，怒りが消えていくのかひどくなっていくのかを決めることになります。

患者とこれらの点1つ1つについて話し合い，怒りに対する特別な引き金や怒りの身体的な兆候，いらだってきたときにとる行動に気づいているかどうかを尋ねてください。

怒りが始まったことへの気づき方を患者が理解したら，次のステップは怒りが生じ始めたときの怒りの感情への対処戦略を身につけることです。怒りがあまりにもひどくなってコントロールできなくなってしまう前に怒りにストップをかけることが重要であることを強調してください。

ステップ2：内的な反応を修正する

体の反応を修正する

　　自分が怒り始めたと感じたときに腹式呼吸や漸進的筋弛緩法，イメージ法のようなリラクゼーション技術を使いましょう。これらの技術は，あなたが怒ったときに生じる体の変化（例えば，心拍数の増加や筋緊張の強まり）を打ち消すのに役立ちます。これらすべてを試してみて，あなたに最も効果的と思われるものを使いましょう。

認知的反応を修正する

- 相手の気持ちを考えるようにしましょう。私たちは，相手が考えたり感じたりしていることをわかったと思って怒りを生じさせることが多いのです。しかし実際には，私たちは，相手の心を読むことや未来を予言することはできないのです。
- あなた自身の感情について考えましょう。あなたは本当にそのことについて怒っているのでしょうか，それとも何か他のことについてでしょうか？
- 怒りを鈍らせ，状況を和らげるためにユーモアを使いましょう。
- 認知再構成技術を使いましょう。
  1. 怒りの感情の背景にある自動思考（例えば，「彼女は故意にそうし

た」とか「彼はもともと私を嫌っていた」「彼女は私に関心がない」）が何であるかを確認します。
2. あなたの怒りを高める心の罠を避けること（例えば，みんな私を負かそうとやっきになっていると思うとか，何でも自分の思い通りにしなければならないと考える，出来事の重要性を大げさに考える，など）。心の中の会話は怒りに油を注ぎ，出来事が起きた後も怒りを長引かせるので，このことは重要です。
3. 認知の誤りや否定的な思考に挑戦して，出来事に対する別の説明を考えましょう。
4. 役に立たない否定的な思考をより前向きに対処する思考に置き換えましょう。

ステップ3：自己主張的に反応する

　怒りをうまく処理するための3番目のステップは，建設的に行動する方法や意見を述べる方法を学ぶことです。しかし，まずは，あまり適応的ではない2つの一般的な反応スタイルについて患者と検討することが役に立ちます。

あまり役に立たない反応スタイル

引きこもりと回避
　このような反応をする人は，葛藤や怒りの感情を扱うことを避けています。このような反応の仕方では怒りを引き起こした問題は未解決のままとなり，否定的な感情は別の機会にまた表面に出てくることになります。出来事が過ぎ去った後もそれについて考え続けるかもしれないので，回避は怒りを大きくする原因となり，他人に対する憤りを作り出します（例えば，相手はどう対応すべきだった，などと心の中で自問自答する）。

攻撃性，反目，敵意

このような反応をする人は怒ったときに攻撃的になったり脅したりします。このタイプの反応は相手を用心深くさせるとか，イライラさせる，または相手に攻撃されていると感じさせて相手の敵意を引き出すかもしれません。このような人は乱暴に扱われることはあまりないかもしれませんが，誰も近づきたいとは思わないでしょう。

自己主張的な反応

これはあなたが怒っていると感じているときにとるべき最もふさわしい方法です，と患者に説明してください。自己主張的なふるまいとは，相手の権利を尊重しながら，率直で，正直で，適切な方法によって，あなたの権利を守るとともに，あなたが考えていることや感じていること，したいことを表現することを意味しています。自己主張的になることの利点は，相手を怒らせずに，自分が欲しいものを得ることができる場合が多いということです。もしあなたが自己主張的なら，自分に最も有利なようにふるまうことができ，その行為に罪悪感を抱くとか，間違っていると感じることはないでしょう。自己主張的な人は自分の好きなことや興味のあることを自発的に表現することができ，自意識過剰になることなく自分について話すことができ，気楽に賛辞を受け入れることができます。また，隠さずに異論を言うことができ，はっきりわからないことを質問することができ，「いいえ」ということができるのです。要するに，あなたが自己主張的な人であれば，対人場面でもっと気楽になることができるということです。

自己主張的に反応する方法

- ふさわしい時と場所を選んで，あなたが怒っている相手と向かい合います。より効果的に話し合えるように，あなたの感情をコントロールできるようになるまで待ってください。
- 相手の視点を理解しようとしていることを伝えます。相手の意見に敬

意を払うことが重要です。
- ■ 「私」という言葉を使って，率直に，あなたがなぜ怒っているのか，そして実際に何があなたを怒らせているのかを話しましょう。「私」を使った言葉の例：「私が怒っているのは，あなたが私に何の相談もなしに大金を使うことです」

自己主張的であることは必ずしも簡単なことではないのですが，相手との効果的なコミュニケーションにとっては重要であり，緊張や怒りを低下させるのに役立つことを患者に強調してください。

相手と自己主張的にコミュニケーションをとるためのガイドライン

1. 相手に視線を合わせて体を真正面に向けておきましょう。ほとんどの時間は相手をじっと見つめますが，固定してじっと睨むのではありません。相手の注意を保つために体を前に傾けて手ぶりを入れましょう。
2. しっかりと明確に，そして簡単に聞き取れるぐらいの声の大きさで話しましょう。もぐもぐと話したり，ぼそぼそと泣きごとを言ったり，甲高い声で話したり，叫んだりするのはやめましょう。語尾で声を落とすことのないようにしてください。
3. はっきりと簡潔に話しましょう。単刀直入にあなたが望むことを依頼し，望まないことをはっきりと言いましょう。何回も繰り返したり，「たぶん」とか「私は…じゃないかと思う」などと和らげたりしないようにしてください。「私が頼むべきことではないけど…」というような取り消しの言葉は避けましょう。
4. 言葉以外のあなたのふるまいがあなたの言葉の内容に一致するように注意してください。断わるときや同意しないときに笑顔を見せないでください。要求するときに手を握り締めないようにしましょう。温情や賞賛を表現するときには硬い表情は避けましょう。

5. 耳を傾けましょう。相手が言ったポイントを繰り返したり，はっきりさせたり，あなたがちゃんと聞いていることが相手に伝わるようにしましょう。
6. 対等であるという姿勢や態度を維持しましょう。謝罪の言葉や，自分や自分の考えを卑下するような口調を避けましょう。非難するような言葉や，皮肉や嘲笑するような口調も避けてください。自分と相手に敬意を表しましょう。
7. 主導権を握りましょう。相手があなたのために選ぶというようなことはさせないようにしましょう。「私はこうしたらいいと思うのですが…」とか「私の意見では…」と言って先手を取ってください。

宿　題

患者と週間行動目標を設定し，次のセッションのためにあなたの週間目標達成用紙に記録してください。患者にはワークブックで対応する章の宿題セクションにある空欄にそれらを書かせてください。

- 患者に怒りの感情を引き起こす出来事に対する思考再構成ワークシート（セッション5参照）を完成するように指示してください。
- 患者にセッションの最後に設定した週間行動目標を努力して達成するように伝えましょう。

第12章

セッション10：
睡眠健康法

（ワークブックの第11章に対応する）

必要な資料

- 週間目標達成用紙

アウトライン

- 宿題を見直す
- 睡眠の必要性を説明する
- 睡眠を改善する方法について話し合う
- 宿題を設定する

宿題の見直し

　怒りの管理に関する宿題と週間行動目標を達成する上で難しかったことについて患者と話し合ってください。宿題を達成できなかったことに関わる問題を練習して解決するように指示してください。週間行動目標を含むそれぞれの目標について，週間目標達成用紙に書き込んで完成させてくだ

さい。

睡眠の必要性

　患者に睡眠の状態と過去に睡眠が問題であったかについて尋ねることから始めましょう。様々な睡眠の問題がありますが，疼痛のある人に共通するのは，疼痛による入眠困難と睡眠の持続性に関する問題です。もし患者に睡眠の問題がなかったとしても，よい睡眠習慣について見ていくことは有益です。

　私たちの体にとって睡眠は，肉体的にも（例えば，筋肉の調子を整えるとか，臓器の清掃），心理的にも（例えば，不安を乗り越える），私たちの体を修復するよい機会であることを患者に説明してください。1つ1つの睡眠サイクル（約100分続く）は，身体的に修復する睡眠と心理的に修復する睡眠に分けられます。寝ついた当初は体を修復するための睡眠として多くの時間が費やされ，睡眠サイクルの後半では精神を修復するための睡眠として多くの時間が費やされます。年齢はこの2つのタイプの睡眠のバランスに影響します。赤ん坊には体を修復する必要がほとんどないので，赤ん坊では心理的に修復する睡眠（夢の状態）に多くの時間が費やされます。高齢者の体はより損傷に弱いので，高齢者では身体的に修復する睡眠により多くの時間が費やされます。

　生理的な過覚醒（不安）や情緒的なストレスと心配（抑うつ），不健康な睡眠習慣というような因子が睡眠パターンを妨害すると，体の自然な修復能力が阻害されます。もしそのような期間が長引けば，必要とされる体の修復ができず，その結果疲労と疼痛が強まることになります。

　夜によく眠れなかったために生じる他の影響を患者と確認していきます。

- 情緒的な苦痛やイライラの増強
- 不器用で粗末な協調運動

- 作業能率の低下や記憶の欠落
- 自動車事故の危険性の増加
- 集中困難

睡眠を改善する方法

今日では市場に多くの睡眠薬が出回っていますが，それらのほとんどには大きな副作用があり，睡眠障害の治療として長期間使用されるものは1つもありません。このセクションでは，単にいくつかの夜間の決め事を変えることで睡眠を改善できる方法を見ていくことになります。これらの戦略はいくつかのカテゴリーに分けられます。

タイミング

- 前の晩にどれぐらいの睡眠をとったかに関わらず，週末も含めて毎晩同じ時間に床に就くことによって，睡眠パターンを確立しましょう。
- 昼寝を避けましょう。するとしても25分以上はしないでください。もし夜に入眠困難があるなら，昼寝はするべきではありません。

睡眠行動

- もう体を休ませる時間であるということを体に知らせるために，睡眠前儀式を確立しましょう（例えば，入浴するとか，布団に入る前に2，3分間読書するなど）。
- 寝床は睡眠かセックスのためだけに使うようにしてください。机として寝床を使わないこと：寝床で読書したり，食事したり，テレビを観たりしないでください。
- もし15分以上寝つけなければ，寝床から出ましょう。寝床に横になったままがっかりしていても何の役にも立たないでしょう。安静にして，刺激的な活動はせず，眠くなったら寝床に戻ってください。

- たとえ思っていたよりも眠れなかったとしても，寝床で過ごす時間はいつもの睡眠時間までに制限してください（例えば，7時間）。

身の回りのヒント
- 睡眠は深部体温が比較的温かい状態から低下していくことに関連しています。寝床に入る20分前に温かい風呂に入って体を温めてもよいでしょう。
- 室温が不安定だと夢の状態を中断するので，夜間を通して一定の室温を維持するようにしてください。寒い部屋は暖かい部屋よりも睡眠を促進します。
- 明るい壁時計や光源を取り除いてください（注：夜中に起き上がったときの転倒防止に必要となることが多いので，常夜灯は例外とします）。

飲　食
- 就寝時間の4～6時間以内のコーヒー（刺激物）は避けましょう。
- 就寝時間近くや夜中に起きたときにタバコ（ニコチン，刺激物）は吸わないでください。
- 飲酒に注意しましょう。アルコール（抑制薬）は当初は入眠を促しますが，後々，中途覚醒を引き起こします。
- 就寝前に空腹なら，睡眠を促すことができるかもしれないので軽食を摂りましょう。しかし，就寝時間近くの食べ過ぎは睡眠を妨害することになるでしょう。

精神的コントロール
- 寝床に行く直前に精神を刺激する活動は避けてください（例えば，アクション映画や刺激的な会話，音量の大きい音楽）
- 腹式呼吸や視覚イメージ法などのリラクゼーション技術を試してみて

ください。リラクゼーションは入眠するのに役立つでしょう。
- リラックスするような音楽を聴いたり，落ち着くようなことを考えたりするなど，精神的に穏やかなことをしてください。これらは入眠するのに役立つでしょう。

これらの戦略の中でどれが患者にとって役立ちそうであるかを患者と話し合ってください。患者がその戦略を実行できるように一緒に取り組みましょう。例えば，患者が自分に適した睡眠前儀式や軽食を思いつけるように手伝ってください。

宿　題

患者と週間行動目標を設定し，次のセッションのためにあなたの週間目標達成用紙に記録してください。患者にはワークブックで対応する章の宿題セクションにある空欄にそれらを書かせてください。

- 患者にこれからの1週間，睡眠健康法ワークシートを使っていくつかの睡眠習慣と戦略を記録するよう指示してください。
- 患者にプログラム全体を通して最も効果的な方法が何であったかを特定させてください。
- 患者にセッションの最後に設定した週間行動目標を努力して達成するように伝えましょう。

第13章

セッション11：
再発予防と再燃への備え

（ワークブックの第12章に対応する）

必要な資料

- 週間目標達成用紙

アウトライン

- 宿題を見直す
- 再発予防と再燃への対処計画について話し合う
- 再燃管理の手順を示す
- 患者の進歩を見直す
- 治療を終了する

宿題の見直し

　睡眠健康法の宿題と週間行動目標を達成する上で難しかったことについて患者と話し合ってください。宿題を達成できなかったことに関わる問題を練習して解決するように指示してください。週間行動目標を含むそれぞ

れの目標について週間目標達成用紙に書き込んで完成させてください。

再発予防と再燃への備え

あなたの患者は慢性疼痛に対する効果的な技術をいくつか学んできたことと思いますが，痛みが完全に消えてはいないでしょう。実際，将来「再燃」するとか，一時的に痛みが悪化することがあるでしょう。おそらくこのことを患者はすでにわかっていて，そしてあなたとの治療期間中にもすでに痛みが強くなったことがあったかもしれません。再燃しても，このプログラムに参加したことが全くの無駄だったわけではないことを患者に強調してください。患者は痛みの再燃に備える必要があり，そうすれば再燃したときに学んだすべてのことを捨ててはしまわないでしょう。

痛みが再燃したとき，医者に処方された疼痛治療薬を多く飲むということを最初に思い浮かべる人がいます。この方法は適切かもしれません。しかし，このプログラムを終了した患者は，痛みをうまく処理するのに役立つ様々な新しい技術を身につけています。患者に今必要なのは，痛みが戻ってきたときにこれらの技術をどのように使うかという計画を立てることです。表13.1に再燃の構成要素のリストを示してあります。

再燃の管理の仕方

再燃の自己管理のためのステップを見ていき，患者にこの方法が理に適っているかどうかを尋ねてください。患者に再燃の例を示して，次の再燃のための段階的な準備の仕方を利用してもらいましょう。

第1段階：準備
- 痛みが再燃する前に痛みの再燃に備えましょう。
- 痛みが強くなってくるときの感情的な合図と身体的な合図に気づく

表 13.1 疼痛の再燃の構成要素

痛みの感覚	自動思考	気分の変化	結果
痛みの感覚の顕著な増加または再燃	予測：「私は痛みを減少させる方法を学んだ」 コントロールの喪失：「私はこの痛みに対処できない」 破局化：「この痛みは耐えられないものだ」	気分が悪くなった（例えば，不安，うつ）	活動の減少

ようになりましょう。
- 痛みに対処する能力についての前向きな言葉を予行演習してください。自分は無力であるという態度を退けましょう。
- 否定的な考えを止めて，前向きな対処の言葉に注意を向け直してください。

第2段階：立ち向かうこと
- このプログラムで学んだ自己管理戦略を使って，痛みの再燃に立ち向かってください。
- 必要に応じて戦略を切り換えましょう（例えば，イメージ法や腹式呼吸，認知再構成）。

第3段階：危機的瞬間
- 感覚を増大させないこと。否定的な思考は痛みを悪化させるだけです。
- 否定的な思考の代わりに前向きに対処する言葉を使いましょう（例えば，「私は以前このひどい痛みに対処することができたのだから，また対処できる」とか「私は痛みを完全に取り去ろうとは思わない。ただ痛みをうまく管理できる状態にしておこう」）。

否定的な思考に道を与えないことが痛みの再燃を管理する鍵であるということを患者に強調してください。このプログラムで学んだ戦略を練習することによって，否定的な思考が数多く生じてくるのを防ぐことができます。また，もし否定的な思考が実際に生じても，意識的にそれらを止めることができるでしょう。セッション4と5で学んだ，認知の誤りの特定と否定的な思考の再構成についての練習を思い出させてください。患者には今，痛みの再燃に関係した否定的な思考を前向きに対処する言葉に置き換えて，コントロールできるようになるための技術があります。ここにいくつかの例を示します。

思考：「物事がちょっと悪いほうに向かっている。私はもう我慢できない」

別の思考：「これは前にも起きたことで，私はその経験からこれを切り抜けられることがわかっている。それに対して準備はしてある。再燃を扱うために組み立てておいた戦略を見直して，痛みをうまく取り扱えるようベストを尽くそう」

思考：「私の痛みはひどい。私がうまくやっていると思ったちょうどそのときに，物事がめちゃくちゃになる。自分のためにできることは何もない」

別の思考：「私は疼痛プログラムで学んだいくつかの技術を使うことによって，痛みをうまく取り扱うことができる。痛みを取り除くことはできないだろう。しかし，少し軽くすることはできる。ちょっと，ゆっくりと深呼吸してみよう」

第4段階：考察と計画

再燃の後，患者は新しい戦略を使えたことを誇りに思うべきであり，再燃がどのように去ったかをよく考えるべきです。自分の努力を見直し，最

も効果のあった戦略を拾い上げることによって，患者は次に来る再燃に対する管理の仕方を計画することができます。例えば，患者は自分に次のように言い聞かせてもよいでしょう。

1. 「私は自分が痛みの再燃をうまく取り扱えたことをすごいと思う。再燃したときのひどさは前と変わらなかったけれども，私は否定的な思考に打ち負かされることはなかった。前向きな対処の言葉を使うことは本当に役に立った。次回もそうしよう」
2. 「対処戦略を使う前に比べて，今回は痛みをはるかに遠ざけることができた。次回はもっと早くに痛みを捕まえて，痛みの最初の兆候のときに腹式呼吸をやってみよう」
3. 「私に役に立つと思われるものすべてのリストを作成したのだから，次回痛みが再燃し始めたときに思い出せるよう，そのリストを手元に置いておこう」

進歩の見直し

対処戦略

この治療の間に学んだ技術を見直し，患者が気に入った個々のセッションや技術について話し合いましょう（例えば，呼吸法やPMR，イメージ法，思考再構成）。

治療目標

1. 治療の最初に設定した全体的な治療目標と週間行動目標における成果を見直してください（週間目標達成用紙を参照すること）。目標の達成に障害となることについて話し合い，患者が継続して取り組む必要のある目標を決めるのを手助けしてください。正しい方向への変化はどんなことでも前向きに強化すべきです。

2. 個々の宿題を簡単に見直して，患者が宿題を完成できるように前向きに強化してください。新しい技術を得るために行ってきた患者の努力と，どんなことであれ，痛みに対処する技術を使うことに進歩があったことを認めましょう。

将来計画と目的

1. 治療を終了した後も達成していない行動目標に向かって課題を続けるべきであると患者に念を押してください。漠然とした大きな目的を小さなステップと短期的な目標に細かく分けることが患者の役に立ちます。
2. セッションの最後に完成させることになっている治療後の評価用紙を患者に渡すこと。これらの資料は最初の痛みの評価のときに患者が記録したものとほぼ一致しています。
3. 患者のケアに必要な紹介状を作成してください。

治療終了

あらゆる終わりのある関係と同じように，治療終了が難しい患者もいるかもしれません。治療を終えることについてどのように感じているかを患者に率直に話してもらうために，セッションで十分な時間をとることが大事です。例えば，支援を失うとか，自分の問題に特別な注意を払ってくれる機会を失う，と思う患者もいるかもしれません。そのような感情を抱くのは当然であり，患者はすでにあなたとの治療を終える用意ができているのだ，ということを患者に言って安心させましょう。

患者は治療を受けている間に多くの技術を学んだのであり，プログラムが終わっても長期にわたってこのプログラムから利益を受け続けるだろうと患者を勇気づけてください。今は患者自身がコーチとなることができる

のだ，という希望と勇気を患者に残しましょう。最後に，痛みの管理プログラムを成し遂げ，痛みをよりコントロールするのに役立つ技術を学ぶ努力をしたことについて賛辞を述べましょう。

付録

疼痛面接

疼痛面接

患者の氏名：

年齢：

評価日：

疼痛の場所
主な疼痛部位：

第2の疼痛部位：

損傷の詳細／始まり：

始まりの日時
主な疼痛部位：

第2の疼痛部位：

痛みの描写（例えば，燃えるようだ，電気が走るようだ，鋭い）：

痛みの評価（尺度：0 ＝痛みなし；10 ＝想像できないほどひどい痛み）

現在：＿＿＿＿＿＿＿

過去2週間以内：平均＿＿＿＿＿＿；最悪＿＿＿＿＿＿；最少＿＿＿＿＿＿

周期的＿＿＿＿＿＿；常時＿＿＿＿＿＿

疼痛治療薬とその効果：

今までに受けた治療（どのようなことを試してきたか？）

身体的治療：

カイロプラクティック：

手術：

心理療法：

その他：

現在のサイクル（痛みのパターンに気づいていますか？）：

痛みのきっかけ（あなたの痛みを強めるものは何ですか？）：

痛みを減少させること（あなたの痛みを弱めるものは何ですか？）：

_____
_____
_____
_____

対処戦略（あなたはどのように痛みに対処しますか？）：

_____
_____
_____
_____

係争中の訴訟はありますか？　　はい＿＿＿＿＿＿；いいえ＿＿＿＿＿＿

個人的な目標（あなたの治療目標は何ですか？）：

_____
_____
_____
_____

心理社会的な経歴
子供時代（あなたはどこで育ちましたか？　誰と住んでいましたか？）：

_____
_____
_____
_____

教育：

_____
_____
_____
_____

過去／現在の職業：

結婚／家族関係：

生活状況（どこに住んでいますか？ 誰と？ あなたが痛がっているとき，その人たちはあなたにどのように接しますか？）：

娯楽活動：

典型的な一日（あなたの典型的な一日を記載してください）：

痛みの影響（痛みはあなたの人生にどのように影響してきましたか？）：

物質使用
過去と現在のアルコールまたはタバコ使用：

過去と現在の薬物の乱用：

感情の状態
重大な気分障害（DSM-IV に基づく）（自分の気分の変化に気づいたことがありますか？　気分が落ち込んだことがありますか？　不安を経験していますか？）：

過去または現在の個人療法または集団療法への参加：

過去／現在の精神科入院：

精神薬理学的な治療薬：

目標設定ワークシート

目　標	軽度改善	中等度改善	最高度改善
1.			
2.			
3.			
4.			
5.			

文　献

Anderson, G. B. J. (1997). The epidemiology of spinal disorders. In J. W. Frymoyer (Ed.), *The Adult Spine; Principles and Practices* (2nd ed., pp. 93-141). New York: Raven Press.

Baumstark, K. E., & Buckelew, S. P. (1992). Fibromyalgia: Clinical signs, research findings, treatment implications, and future directions. *Annals of Behavioral Medicine, 14*, 282-291.

Beck, A. T., Steer, R. A., & Garbin, M. G. (1988). Psychometric properties of the Beck Depression Inventory: Twenty-five years of evaluation. *Clinical Psychology Review, 8*, 77-100.

Burns, D. D. (1999). *The Feeling Good Handbook* (Rev. ed.). New York: Plume/Penguin Books.

Byrne, Z. S., & Hochwarter, W. A. (2006). I get by with a little help from my friends: the interaction of chronic pain and organizational support and performance. *Journal of Occupational Health Psychology, 11*(3), 215-227.

Centers for Disease Control and Prevention, National Center for Health Statistics. *Health, United States, 2006, With Chartbook on Trends in the Health of Americans.* Hyattsville, MD: U. S. Government Printing Office.

Compas, B. E., Haaga, D. A., Keefe, F. J., Leitenberg, H., & Williams, D. A. (1998). Sampling of empirically supported psychological treatments from health psychology: smoking, chronic pain, cancer, and bulimia nervosa. *Journal of Consulting and Clinical Psychology, 66*(1), 89-112.

Eccleston, C., Morley, S., Williams, A., Yorke, L., & Mastroyannopoulou, K. (2002). Systematic review of randomized controlled trials of psychological therapy for chronic pain in children and adolescents, with a subset meta-analysis of pain relief. *Pain, 99*, 157-165.

Gureje, O., Von Korff, M., Simon, G. E., & Gater, R. (1998). Persistent pain and well-being. A World Health Organization study in primary care. *Journal of the American Medical Association, 280*, 147-151.

Hoffman, B. M., Papas, R. K., Chatkoff, D. K., & Kerns, R. D. (2007). Meta-analysis of psychological interventions for chronic low back pain. *Health Psychology, 26,* 1-9.

International Association for the Study of Pain (IASP). (1994). IASP Task Force on Taxonomy (pp. 209-214). H. Merskey, & N. Bogduk, (Eds.), IASP Press, Seattle.

Jensen, M. P., Turner, J. A., Romano, J. M., & Fisher, L. D. (1999). Comparative reliability and validity of chronic pain intensity measures. *Pain, 83,* 157-162.

Keefe, F. J., Crisson, J., Urban, B. J., & Williams, D. A. (1990). Analyzing chronic low back pain: The relative contribution of pain coping strategies. *Pain, 40,* 293-301.

Kerns, R. D., Turk, D. C., & Rudy, T. E. (1985). West Haven-Yale Multi-dimensional Pain Inventory (WHYMPI). *Pain, 23,* 345-356.

Lipon, R. B., Stewart. W. F., Diamond, S., Diamond, M. L., & Reed, M. (2001). Prevalence and burden of migraine in the United States: Data from the American Migraine Study II. *Headache, 41,* 646-657.

Max, M. B. (2003). How to move pain research from the margin to the mainstream. *Journal of Pain, 4*(7): 355-360.

McCracken, L. M., Zayfert, C., & Gross, R. T. (1997). The Pain Anxiety Symptoms Scale: Development and validation of a scale to measure fear of pain. *Pain, 50,* 67-73.

Melzack, R. (1975) . McGill Pain Questionnaire: Major properties and scoring methods. *Pain, 1,* 277-299.

Melzack, R., & Wall, P. D. (1965). Pain mechanisms: A new theory. *Science, 50,* 971-979.

Merskey, H., & Bogduk, N. (Eds.) (1994). *Classification of Chronic Pain. IASP Task Force on Taxonomy* (pp. 209-214). Seattle: IASP Press.

Morley, S., Eccleston, C., & Williams, A. (1999). Systematic review and meta-analysis of randomized controlled trials of cognitive-behaviour therapy for chronic pain in adults, excluding headache. *Pain, 80,* 1-13.

Otis, J. D., Reid, M. C., & Kerns, R. D. (2005). The management of chronic pain in the primary care setting. In L. C. James & R. A. Folen (Eds.). *Primary Care Clinical Health Psychology: A Model for the Next Frontier.* Washington, D.C.: American Psychological Association Press.

Rasmussen, B. K., Jensen, R., Schroll, M., & Olsen, J . (1991). Epidemiology of headache in a general population---a prevalence study. *Journal of Clinical Epidemiology, 44,* 1147-1157.

Reading, A. E., Everitt, B. S., & Sledmere, C. M. (1982). The McGill Pain Questionnaire: A replication of its construction. *British Journal of Clinical Psychology, 21*, 339-349.

Riley, J., Robinson, M. E., & Geisser, M. E. (1999). Empirical subgroups of the Coping Strategies Questionnaire-Revised: A multisample study. *Clinical Journal of Pain, 15*(2), 111-116.

Spielberger, C., Gorsuch, R., & Luschene, N. (1976). *Manual for the State-Trait Anxiety Inventory*. Palo Alto, CA: Consulting Psychologists Press.

Sullivan, M., Bishop, S., & Pivik, J. (1995). The Pain Catastrophizing Scale: Development and Validation. *Psychological Assessment, 7*(4), 524-532.

Turner, J. A., Mancl, L., & Aaron, L. A. (2006). Short- and long-term efficacy of brief cognitive-behavioral therapy for patients with chronic temporomandibular disorder pain: A randomized, controlled trial. *Pain, 121*, 181-194.

Xuemei, R., Pietrobon, Sun, S., Liu, G., & Hey, L. (2004). Estimates and patterns of direct healthcare expenditures among individuals with back pain in the U.S. *Spine. 29*(1), 79-86.

監訳者あとがき

　医療従事者が予想するよりも強い痛みが長期間続いていると訴える患者さんは数多くいらっしゃいます。そのようなときに医療従事者は「精神的なもの」とか「大げさ」「多訴」などと対応して，患者自身の痛みを取り扱わないことも多いと思われます。そこで患者さんは「理解してもらえない」「重大な病気が見逃されている」などと否定的に受け取り，いくつかの医療機関を受診し，また長い期間生活に支障をきたすという状態となります。そして精神科に紹介されると患者さんの多くは「体が痛いのにどうして精神科なのか，頭がおかしいと思われているのか」と大きな矛盾を感じることになります。

　このような長期に持続する痛み，慢性疼痛に関しては認知行動療法が有効であることが文献上知られていても，わが国では適切なガイドブックやワークブックがないために，具体的にどのように考え，どのように治療していけばよいのか，わかりにくく，患者さんだけではなく多くの医療従事者も困っているというのが現状と思われます。今回我々が翻訳したものは治療者用のガイドブックと患者用のワークブックで構成されています。使用する方にとってわかりやすい具体的な言葉や図表も多く掲載され，また各セッションの治療目標がはっきりとしていることから，これらの本に従って容易に治療を進めて行くことが可能となっています。

　慢性疼痛を抱える多くの患者さんや家族，治療に携わる方々にとってこれらの本が役に立ち，少しでも患者さんの痛みや気分，活動がよい方向に向かうことを願っています。

　最後に翻訳にあたり，多くの示唆を下さった畑中直子さん，近藤達哉さ

んに心より感謝申し上げます。

　平成23年3月2日

伊豫雅臣

●監訳者紹介

伊豫 雅臣（千葉大学大学院医学研究院精神医学・教授）
　1984 年　千葉大学医学部卒業，精神科医
　主な関連著書：『認知行動療法の科学と実践』（星和書店，2003）
　　　　　　　　『不安の病』（星和書店，2009）

清水 栄司（千葉大学大学院医学研究院認知行動生理学・教授）
　1990 年　千葉大学医学部卒業，精神科医
　主な関連著書：『認知行動療法のすべてがわかる本』（講談社，2010）
　　　　　　　　『自分でできる認知行動療法　うつと不安の克服法』
　　　　　　　　（星和書店，2009）

●訳者一覧

中里道子　（千葉大学医学部附属病院こどものこころ診療部・准教授）
渡邉博幸　（千葉大学大学院医学研究院精神医学・准教授）
深見悟郎　（千葉県精神保健福祉センター・次長）
藤崎美久　（千葉大学大学院医学研究院精神医学・講師）
岡村斉恵　（千葉大学社会精神保健教育研究センター・講師）
白石哲也　（千葉大学大学院医学研究院精神医学・助教）
椎名明大　（千葉大学大学院医学研究院精神医学・助教）
橋本佐　　（千葉大学大学院医学研究院精神医学・助教）
金原信久　（千葉大学大学院医学研究院精神医学・助教）
佐々木剛　（千葉大学医学部附属病院こどものこころ診療部・助教）
長谷川直　（千葉大学大学院医学研究院精神医学・助教）

● 著者紹介

ジョン・D・オーティスは，ボストン・退役軍人健康ケア・システムの疼痛管理心理学サービスの科長であり，ボストン大学医学部の心理学科・精神科の准教授である。

慢性疼痛の治療：治療者向けガイド

2011年7月12日　初版第1刷発行
2020年1月18日　初版第2刷発行

著　者　　ジョン・D・オーティス
監訳者　　伊豫雅臣，清水栄司
発行者　　石澤雄司
発行所　　㈱星和書店
　　　　　〒168-0074　東京都杉並区上高井戸1-2-5
　　　　　電話　03 (3329) 0031（営業部）／03 (3329) 0033（編集部）
　　　　　FAX　03 (5374) 7186（営業部）／03 (5374) 7185（編集部）
　　　　　http://www.seiwa-pb.co.jp
印刷所　　株式会社光邦
製本所　　鶴亀製本株式会社

Printed in Japan　　　　　　　　　　　　　　ISBN978-4-7911-0777-3

・本書に掲載する著作物の複製権・翻訳権・上映権・譲渡権・公衆送信権（送信可能化権を含む）は㈱星和書店が保有します。

・ JCOPY 〈(社)出版者著作権管理機構 委託出版物〉
本書の無断複製は著作権法上での例外を除き禁じられています。複製される場合は，そのつど事前に(社)出版者著作権管理機構（電話 03-5244-5088，FAX 03-5244-5089，e-mail：info@jcopy.or.jp）の許諾を得てください。

慢性疼痛の治療：
患者さん用ワークブック
認知行動療法によるアプローチ

[著] ジョン・D・オーティス
[監訳] 伊豫雅臣、清水栄司
B5判　96頁　本体価格1,500円

長期間続く痛みは大変苦しいものですが、この慢性疼痛にも認知行動療法的アプローチが有効であることがわかっています。患者さんは、このワークブックにある11のセッションを1つ1つ学び実行していくことで、心身の悪循環に変化をもたらし、痛みを再びコントロールし、さまざまな仕事や生活を活動的に行うための第一歩を踏み出すことできます。医療関係者は治療者ガイドとの併用で、患者さんを指導します。

目次抜粋

このワークブックを使用するにあたって
第1章　プログラムの全体像
第2章　セッション1：慢性疼痛についての教育
第3章　セッション2：痛みの理論と腹式呼吸
第4章　セッション3：漸進的筋弛緩法と視覚イメージ法
第5章　セクション4：自動思考と痛み
第6章　セッション5：認知の再構成
第7章　セッション6：ストレスマネージメント
第8章　セッション7：時間に基づいたペース配分
第9章　セッション8：楽しい活動の予定を立てる
第10章　セッション9：怒りの管理
第11章　セッション10：睡眠健康法
第12章　セッション11：再発予防と再燃への備え

発行：星和書店　http://www.seiwa-pb.co.jp　価格は本体（税別）です

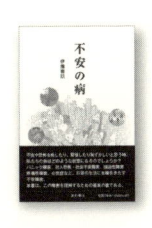

不安の病

[著] 伊豫雅臣
四六判　208頁　本体価格 1,500円

気のせいではない不安の症状

パニック障害、社会恐怖（対人恐怖・社会不安障害）、強迫性障害、疼痛性障害、心気症など、日常の生活に支障をきたす不安障害について、その心理的成り立ち、実態、治療について、平易な文章でわかりやすく解説する。

自分でできる認知行動療法

うつと不安の克服法

[著] 清水栄司
四六判　224頁　本体価格 1,900円

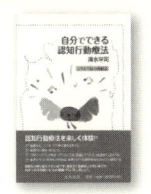

一人で体験する認知行動療法の世界

本書は、うつや不安に悩む人のために、うつや不安障害の治療に極めて効果的な認知行動療法を、自分一人で行うことができるように、全く新しく作成されたセルフヘルプのためのワークブックである。

発行：星和書店　http://www.seiwa-pb.co.jp　価格は本体（税別）です

認知行動療法の科学と実践

[著] D.M.Clark, C.G.FairBurn
[監訳] 伊豫雅臣
A5判　296頁　本体価格 3,300円

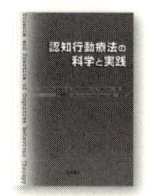

認知行動療法の科学的根拠や疾患別治療法をわかりやすく解説した実践書。各疾患の精神病理を科学的に解析し、その病理をより効果的に改善させる方法を具体的に紹介する。

こんなになおる!!
Dr.町のペインクリニック

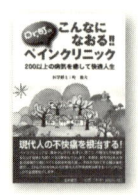

200以上の病気を癒して快適人生

[著] 町 俊夫
四六判　192頁　本体価格 1,900円

ストレスは、痛み、めまい、しびれ、肩こり、不眠など、現代人に不快な症状をもたらします。痛みや不快感に驚異的な治療効果を示すペインクリニックの魅力を、病気の解説とともに紹介する。

発行：星和書店　http://www.seiwa-pb.co.jp　価格は本体（税別）です